C.H.BECK ◼ WISSEN

Die philosophische Lehre des Yoga betrifft den Geist ebenso wie den Körper, ja spannt beide zusammen, um zur Vervollkommnung des Menschen zu führen. Während in manchen traditionellen Schulen die körperlichen Übungen eine rein dienende Funktion hatten, drohen sie heute zum Selbstzweck zu werden. Vanamali Gunturu beschreibt die Geschichte des Yoga vom Yogasutra des Patanjali bis zum modernen Hatha Yoga und zeigt, wie zentral auch heute die Philosophie des Yoga für die Praxis ist.

Vanamali Gunturu, Dr. phil., studierte Sanskrit-Literatur und Philosophie in Hyderabad und München. Seine Yoga-Ausbildung machte er bei dem indischen Yoga-Meister Suriraghaya Dikshitulu. Er lehrt Religionswissenschaft und Philosophie an der Pädagogischen Hochschule Tirol und der Universität Salzburg. Mit seinen Einführungen in die indische Kultur und Geisteswelt hat er eine große Leserschaft erreicht.

Vanamali Gunturu

YOGA

Geschichte, Philosophie, Praxis

C.H.Beck

Für meine Kinder
Priyanka Padmavathi Gunturu
und Aditya Gunturu,
meine zwei Brücken zu Prakriti

Mit 13 Abbildungen

Originalausgabe
© Verlag C.H.Beck oHG, München 2020
www.chbeck.de
Satz: C.H.Beck.Media.Solutions, Nördlingen
Druck und Bindung: Druckerei C.H.Beck, Nördlingen
Reihengestaltung Umschlag: Uwe Göbel (Original 1995, mit Logo),
Marion Blomeyer (Überarbeitung 2018)
Umschlagabbildung: Yogi bei einem Asana des Hatha Yoga.
Indische Miniatur, 18. Jahrhundert. The Palace Museum, Alwar,
Rajasthan. © Roland und Sabrina Michaud/akg-images
Printed in Germany
ISBN 978 3 406 75604 7

myclimate
klimaneutral produziert
www.chbeck.de/nachhaltig

Inhalt

*Mein Dank gilt Benita von Bonin für ihre sprachliche Betreuung,
meinem Yoga-Lehrer Yogasanacharya Suri Raghava Dikshitulu
(1904–2000), Yoga-Lehrer Uppala Balaji, den Professoren Jonathan M. Kenoyer und Asko Parpola für ihre klärende Korrespon-
denz und vor allem meinem Lektor Dr. Ulrich Nolte für wertvolle
Vorschläge und Fragen.*

Yoga: Ein Wort und viele Bedeutungen

In den westlichen Ländern hat das Wort Yoga eine einfache Bedeutung. Sagt jemand, dass er Yoga «macht», so weiß man, dass er Leibesübungen indischen Ursprungs praktiziert oder lernt. Man weiß auch, dass diese sich von den abendländischen darin unterscheiden, dass beim Yoga keine Gewichte wie Hanteln oder andere Geräte zum Einsatz kommen, dass es sich nicht um Bodybuilding handelt und keine Musik gespielt wird, die die Gruppen zu rhythmischen Bewegungen antreibt. All das erwartet man nicht bei Yoga. Selbst wenn viele Menschen in einem Raum Yoga üben, scheinen sie keine Gruppe zu bilden. Man bekommt den Eindruck, dass jeder Teilnehmer als Individuum bei sich ist. Nicht selten sind das Menschen, die sich für eine «alternative» Lebensführung entschieden haben, wozu auch der Vegetarismus und der Verzicht auf überflüssigen Konsum gehören können. Sie scheinen einer friedfertigen Weltanschauung anzuhängen, obwohl man ab und zu auch von Power Yoga hört, der die Menschen anscheinend dynamisieren soll.

In Indien, dem Land seines Ursprungs, hat das Sanskrit-Wort dagegen mehrere Bedeutungen und stammt aus zwei verschiedenen Wurzeln: *yuj* mit der primären Bedeutung «Konzentration» und *yujir*, was «Verbindung» meint und mit dem deutschen Wort «Joch» verwandt ist. Es hat wie die meisten Sanskritwörter viele Bedeutungen – als würde jedes Wort dieser uralten Sprache die vielen Schichten der Geschichte in sich tragen.

So bedeutet «Yoga» Körper, ein Kettenhemd, das Rüsten wie das eines Heeres, Vorbereitung, das Gespann (eines Wagens) – worin wir den Anklang des indoeuropäischen Wortes *anjochen* wiederfinden –, Anwendung oder Gebrauch, Stabilität, Stratagem, Spion, Geld, Gewinn, Gelegenheit, Unternehmen oder Geschäft, Erwerb und sogar Betrug. Nach der Sanskrit-Enzyklopädie *Sabdakalpadruma* bedeutet es aber auch Liebe, Vereinigung, Mischung, Gemisch, Arzneimittel und Kur.

Yoga steht auch für Anspannung der Kräfte, Fleiß oder Eifer. Im sprachwissenschaftlichen Sinn bedeutet es Etymologie – Worterklärung aus seiner Wurzel heraus (wie *yujir* oben) – sowie eine Regel der Grammatik.

In bestimmten Kontexten erscheint das Wort Yoga in der Alltagsprache mit einer anderen Konnotation. Reitet jemand auf einer Glücks- oder Erfolgswelle, dann sagt man: Ihn hat guter Yoga gepackt! Erleidet er aber Unglück, so ist die Rede von *duryoga*, schlechtem Yoga. Der Yoga kann so punktuell auf ein Ereignis bezogen sein oder auch auf einen Zeitabschnitt. Sei es positiv oder negativ, Yoga bezeichnet hier eine nicht rational erklärbare Kraft, die das Menschenleben beeinflusst.

Indische Astrologie versucht, diese Kraft rational zu erklären und ihre Wirkung im Voraus zu bestimmen. So ergeben sich siebenundzwanzig verschiedene Yogaarten, Hinweise auf günstige oder ungünstige Tagesabschnitte im traditionellen Kalender der Hindus, die anhand der Position des Mondes am Himmel unterschieden werden. Diese werden heute noch beim Antritt einer Reise, eines Jobs oder beim Beginn einer neuen Aufgabe besonders von der ländlichen Bevölkerung beachtet. Der Ananda Yoga zum Beispiel führt zum Geldgewinn, der Dhumra Yoga (Rauch-Yoga) in Gefahren. Der Manasa Yoga unterstützt Liebeserfolg, während Mudgara Yoga einen in den Tod stürzen lässt.

Mit dem Wort Yoga meinen Astrologen auch verschiedene Verbindungen von Planeten im Horoskop, die auf einen besonders guten oder schlechten Einfluss auf das Leben des Menschen hindeuten – auf politische Macht und Einfluss, Reichtum, Philanthropie, Askese, Leid, Feigheit oder Korruption in einem ungewöhnlich großen Ausmaß. Der Astrologe berücksichtigt diese Yogas, bevor er Vorhersagen trifft. So zum Beispiel sorgt Chamara Yoga dafür, dass die Person von den Herrschern und Aristokraten respektiert wird; sie wird ein großer Gelehrter und gewandter Gesprächspartner. Aus dem Daridra Yoga ergeben sich dagegen Geldverluste, Armut und niedere Motive.

Diese Erläuterung des Wortes Yoga wäre unvollständig ohne seinen Bezug zu Esoterik oder Spiritualität. So ist Yoga ein übernatürliches Mittel, ein Zauber, oder er bezeichnet bestimmte übersinnliche Kräfte, mit deren Hilfe eine Seele willentlich Besitz vom Körper eines anderen Menschen ergreift und ihn lenkt. Im wohl bekanntesten indischen Epos *Mahabharata* gibt es ein interessantes Beispiel dafür: Der Guru Deva Sharma bittet seinen Schüler Vipula, seine schöne Frau vor dem bösen Götterkönig Indra zu schützen, und verlässt die Eremitage. Der Schüler besetzt daraufhin den Geist der Ehefrau seines Lehrers durch seine yogische Kraft *paradeha praveshaka* und herrscht über ihre Gemütsregungen. So bleibt die Frau des Gurus immun gegen die Verführungsversuche des Götterkönigs (Lanman 1918: 370 f.). Besonders dramatisch erscheint diese Kraft dann, wenn durch sie auch Leichen in Bewegung gesetzt und gelenkt werden, wie es in den Gruselgeschichten der Sanskritliteratur vorkommt.

Yoga bedeutet vor allem auch tiefe abstrakte Meditation, Meditation auf den absoluten Geist.

Im Altertum bezeichnete Yoga eine langfristige Vorbereitung auf einen sanften Tod, die Methode eines planmäßigen Sterbens im hohen Alter, wobei die Seele des Menschen friedlich den Körper verlässt und sodann eins wird mit dem absoluten Bewusstsein.

Der Sanskrit-Dichter Kalidasa erzählt in seinem Klassiker *Raghuvamsha*, dass die Könige der Raghu-Dynastie am Ende ihres Lebens durch yogische Übungen dahinschieden. Die heilige Schrift Shri Bhagavatam nennt diese Methode *sadyomukti*-Yoga und hat ausführliche Anleitungen für den Sterbenden: Er soll in einer bequemen, aber stabilen Körperhaltung sitzen. Dann soll er sein Gemüt von den Sinnesorganen lösen und nach innen auf seinen Geist lenken und durch Atemübungen, genannt Pranayama, die Lebenskraft vom Wurzelchakra (*muladhara*) hinauf durch die anderen Chakren, die Energiezentren im Körper, zum tausendblättrigen Chakra im Schädel bewegen. Dort vereinigt sich die Seele des Menschen mit dem Absoluten, erreicht also die Erlösung. Hier bedeutet Yoga auch Aufmerksamkeit, Meditation, Kontemplation und Sammlung; ferner Anspannung der Kräfte, Bemühung, Fleiß und Eifer sowie die davon geprägte Lebensführung.

Yoga bezeichnet auch den Weg zu Gott, etwa in den Formen Jnana, Karma und Bhakti Yoga. Der Jnana Yoga ist die erkenntnismäßige Suche nach Gott. Beispiele für diese Form sind der Monismus des Philosophen Shankara (siehe S. 78) und die Samkhya-Schule der Philosophie (siehe Kap. 2). In beiden spielen Meditation und philosophische Spekulation eine wichtige Rolle. Karma Yoga ist dagegen ein Weg der Handlungen, worunter vor allem die rituellen zu verstehen sind. Durch in höchster Präzision vorschriftsgemäß vollzogene Feueropfer (*yajnas*), Gottesdienste (*pujas*), beschwerliche Pilgerreisen oder das Baden in heiligen Flüssen erhofft sich der Fromme, Gott zu erreichen. Bei diesem Weg besteht die Gefahr, dass die Rituale mit der Zeit komplexer werden und einen mechanischen Zug annehmen. Das Gegenteil davon ist der Bhakti Yoga, der Weg der emotionalen Bindung an Gott. Wer diesen Weg wählt, der sieht in Gott die Mutter, den Vater, den Sohn, die Tochter oder den Geliebten und gibt sich ihm anheim. Das Ziel ist, durch Liebe Gott so nah wie möglich zu kommen, seine Nähe, *sannidhya*, zu erleben, aber nicht eins mit ihm zu werden – wie eine Biene am Rand des Kelches zu sitzen und den Nektar zu genießen, ohne darin zu versinken –, also ohne die eigene Identität zu verlieren.

Wenn Inder mit Yoga die Körperstellungen und damit verbundene Verfahren meinen, die gegen Gelenkschmerzen, Migräne, Hautkrankheiten, Schlaflosigkeit oder Ähnliches helfen und die Gesundheit von Leib und Seele fördern sollen, dann nennen sie dies nicht Yoga, sondern Yogasanas.

In diesem Buch geht es überwiegend darum, wie der Yoga im klassischen Yoga des Gelehrten Patanjali, im Hatha Yoga und in anderen Yoga-Traditionen verstanden wird.

1. Ursprünge, Traditionen und heilige Schriften

Yoga, so alt wie die Götter

Hindu-Götter sind mit Yoga eng verbunden. Auskunft darüber bekommen wir von ihren Tausend Sanskrit-Namen, die in den Epen und der Mythologie Indiens, z. B. in den Puranas, den heiligen Schriften, enthalten sind. Diese haben ihre heutige Form zwischen dem 4. Jahrhundert vor und dem 11. Jahrhundert nach Christus angenommen. Den Lobpreisungen der Götter mit Tausend Namen zufolge praktizieren alle Gottheiten Yoga, sie lehren ihn oder regulieren seine positiven Früchte, die den Yoga-Praktizierenden zugutekommen sollen.

Die wichtigste dieser Gottheiten ist Shiva, der Glückverheißende, der auch für das Vergehen des Universums zuständig ist. Historisch-archäologisch gesehen hat er die längste Verbindung zum Yoga. Seine Tausend Namen preisen ihn als Yoga-Kenner (Yogaparanga und Yogavid), Yoga-Lehrer (Yogacarya) und als einen, der im Yoga Vollkommenheit erreicht hat. Auch in seiner Erscheinungsform als Lehrmeister (Dakshinamurti) übt er sich im Yoga. Lobpreisungen berichten uns, er sitze unter der Banyan-Feige (ficus benghalensis) und übe Yoga; er sei der Beste unter den Yogaübenden.

Bei Vishnu, dem Beschützer des Universums, scheint der Yoga als Ziel und als Mittel ineinanderzufließen – seine Tausend Namen nennen ihn Yoga und auch jemanden, der durch Yoga zu erreichen ist. Mehr noch: Vishnu ist auch der Anführer von Yoga-Kennern, Yogavidamneta. Seine Löweninkarnation Narasimha gilt als personifizierter Yoga (Yogarupa). Krishna, eine andere Inkarnation von Vishnu, wird von seinen Tausend Namen als der Herr der Yogis gepriesen und als der Beherrscher des Yoga-Wissens.

Die Tausend Namen des Elefantengottes Ganesha preisen ihn ebenfalls als «den Herrn über den Yoga» (der 109. Name),

den die Frommen nur durch Yoga erkennen können (der
596. Name) – Yoga hat hier eine Erkenntnisfunktion. Ganesha
sei auch der Verwalter der Früchte eines Lebenswandels, der
vom Ashtanga Yoga, also von den acht Gliedern des klassischen
Yogawegs, geprägt wird – so lobt ihn der 888. Name. Der Af-
fengott Hanuman wird nicht nur als Meister und Kenner des
Yoga gepriesen, sondern auch als Garant für den Erfolg der
Schüler, die den klassischen Yoga üben.

Nicht anders ist es bei Dattatreya, in dem die Götter Brahma,
Vishnu und Shiva zu einer Gottheit verschmelzen. Er gilt als der
Lehrmeister schlechthin, der seine Schüler in verschiedenen
Wissensbereichen unterweist, wobei er selbst als der große Herr
des Yoga und als der größte Exponent dieses Wissens – Yoga
Prakashanah – gepriesen wird. Als Lehrer haben Dattatreya
und Dakshinamurti die größte Affinität zum Yoga.

Nach der indischen Mythologie haben Hindu-Göttinnen
ebenfalls eine große Nähe zu Yoga. Griechische Quellen vor-
christlicher Zeit wie Strabos *Geographie* berichten über das
Indien von damals, Reisende, die Alexander den Großen auf
seinem Feldzug dorthin begleiteten, lernten Yogis kennen und
erzählen nicht nur von weisen Männern, sondern auch von
Frauen, die ihr Leben nach asketisch-yogischen Prinzipien ge-
stalteten (Roller 2014: 669, 671).

So ist es nicht verwunderlich, dass mindestens dreißig Namen
aus dem *Skandapurana,* das die Familiengeschichte von Shiva
erzählt, der Gelehrsamkeitsgöttin Saraswati, der Gemahlin des
Schöpfergottes Brahma, eine Affinität zum Yoga zuschreiben.
Diese Göttin, zuständig für Sprache, Wissen und bildende
Künste, wird als Kennerin des Yoga, als Garant für die Früchte
der Yoga-Praktiken gepriesen. Sie sei Yogini, die Yoga in Person, eine, die vom Yoga durchdrungen sei, die Mutter vom
Herrn des Yoga, die Mutter des Yoga überhaupt!

Lakshmi, die Göttin des Reichtums, wird als jemand gepriesen
sen, der den achtgliedrigen Yoga übt. Auch können Menschen
in der Endphase ihrer Yoga-Übung sie erblicken. Parvati, die
Gemahlin Shivas, wird in mehreren Schriften die Herrin des
Yoga genannt.

Hindu-Gottheiten üben Yoga, sie sind Experten auf diesem Gebiet, sind Yoga-Lehrer und gewähren den Aspiranten die Früchte des Yoga. Diese Beziehung zwischen Göttern und Yoga wirft zwei wichtige Fragen auf: Wozu benötigen Götter Yoga? Und warum üben sie Yoga? Nach der Definition sollten Götter eigentlich allwissend und auch allmächtig sein – für sie sollte es nichts geben, was durch Übungen noch zu lernen oder zu beherrschen wäre. Trotzdem üben sie Yoga, um den Menschen ein gutes Beispiel zu geben, so die Erklärung heiliger Schriften.

Die zweite Frage betrifft das Alter von Yoga. Götter sind per Definition ewig da. Wenn das so ist, üben sie auch Yoga seit Ewigkeit. Dann müsste man fragen, ob auch der Yoga die gleiche zeitliche Dimension hat wie die Götter – eine sich bis in die Ewigkeit hinausdehnende Vergangenheit.

Wie alt ist der Hinduismus, wenn Götter ewig da sind? Gibt es auch ihn ewig? In der Tat nennt sich der Hinduismus *sanatana dharma,* die ewige Religion. Könnte auch Yoga eine ewig lange Vergangenheit haben?

Der Gehörnte und der Ficusbaum

Bis vor hundert Jahren haben die Wissenschaftler geglaubt, dass der Hinduismus mit der Ankunft der sogenannten Indo-Arier um 1800 v. Chr. in Indien entstanden sein müsste. Dann wäre mit der Suche nach den Anfängen des Yoga in den Veden, den ältesten Schriften der sogenannten Indo-Arier (der späteren Hindus) zu beginnen. Mit der sensationellen Entdeckung uralter Städte im nordwestlichen Teil des Subkontinents, im Einflussgebiet des Indus, war diese Annahme im Jahr 1921 schlagartig überholt. Nach hundert Jahren archäologischer Arbeit an mehr als tausend Orten weiß man heute, dass diese hochentwickelten Städte einer Zivilisation angehörten, die mit einer Fläche von rund 1,3 Millionen Quadratkilometern als die weltweit größte Kulturzone im 3. und 2. Jahrtausend vor unserer Zeitrechnung gilt. Aufgrund dieser Entdeckung schätzte man nun, dass die Geschichte Indiens und des Hinduismus mehr als fünftausend Jahre zurückreicht.

In den Ausgrabungen der Städte und umliegender Dörfer der Indus-Zivilisation fand man nicht nur zahlreiche Terrakotta-Figuren, Werkzeuge, Tontöpfe, Kupferplatten und Gewichte für den Handel, sondern auch viele Siegel und Terrakotta-Platten, in die Schriftzeichen sowie Darstellungen von Tieren, Menschen und Bäumen eingraviert waren. Diese verraten uns u.a. religiöse und spirituelle Vorstellungen jener Menschen, die vor Tausenden von Jahren auf dem Subkontinent gelebt haben.

Zu einem der stark verbreiteten Motive dieser Siegel oder Platten gehört ein gehörnter Mann, der zusammen mit einem Ficusbaum oder seinen Blättern dargestellt wird. Auf dem Siegel Nr. 222 sieht man zum Beispiel, wie ihm der Zweig eines Pipalbaums (auch Pappel-Feige, Bodhibaum, *Ficus religiosa*) mit drei Blättern aus der Kopfbedeckung herauswächst. Auf einem anderen Siegel wird er von zwei am Boden knienden Verehrern flankiert. Manchmal scheint er zusätzlich zu seiner yogischen Körperstellung drei Gesichter zu haben. Die Frage, wie alt Yoga ist, hängt mit der Bedeutung dieser Figur zusammen.

Yan Dhyansky (1987: 89–108) geht davon aus, dass die gehörnte Figur, ihrer Sitzhaltung nach zu urteilen, in der Körperstellung Mulabandhasana verharre, es könnte sich aber auch um Gorakshasana handeln (Zeichnungen in Satyananda Saraswati 2008: 351f.). Ein Siegel aus der Stadt Mohenjo-Daro stellt jedoch den gehörnten Mann in einer komplexeren Umgebung dar. Er sitzt in der yogischen Haltung, nackt, mit erigiertem Penis auf einem Podest oder «Thron» (Parpola 2015: 194) und ist umgeben von vier wilden Tieren: Tiger, Büffel, Nashorn und Elefant. Unter dem Podest, zu Füßen des nackten Mannes, sitzen zwei Gazellen. Am oberen Rand des Siegels ist eine Schriftzeile mit Piktogrammen zu sehen.

Der Archäologe John Marshall, der als Erster die Ausgrabungen dieser Stätte leitete, war überzeugt davon, dass dieser gehörnte «Yogi» der spätere Hindu-Gott Shiva sein müsse, da Shiva unter anderem den Beinamen «der Herr der Tiere» (Sanskrit *pashupati*) hat, in der Hindu-Ikonographie mit einem, drei, vier oder fünf Gesichtern dargestellt wird und in der erigierten Phallus-Form (Sanskrit *linga*) verehrt wird. Auch die

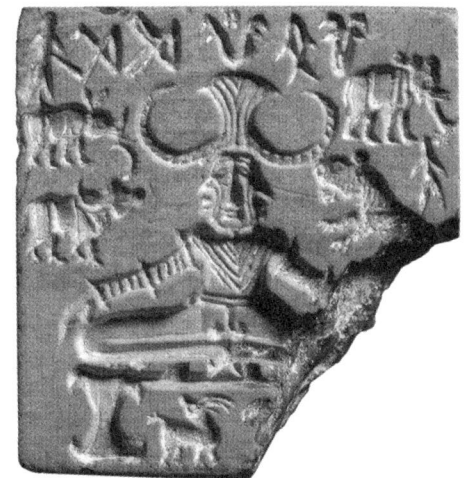

Darstellung eines gehörnten Mannes in yogischer Körperstellung, umgeben von wilden Tieren, auf einem Siegel der Indus-Kultur, um 2500–1500 v. Chr.

Tausend Namen von Shiva geben Hinweise darauf, dass diese Figur Shiva sein muss. Sie nennen ihn nicht nur «den Herrn der Tiere», sondern auch «den Herrn der Elefanten» (*Hastishvara*, 961. Name) und «den Tiger» (*Vyaghra*, 962. Name), und wie gesehen, bringen sie ihn mehrfach mit Yoga in Verbindung.

Der Ficusbaum gilt im Hinduismus als heilig und wird heute noch von Menschen in Not zur Wunscherfüllung rituell verehrt. Dieser Baum erscheint im Industal nicht nur auf den Siegeln und Platten, seine stilisierten Blätter und Zweige tauchen auch in der Schrift auf. Dann wird der Ficus von anderen Piktogrammen wie Stern, Fisch oder Krebs begleitet. Der Sindhologe Asko Parpola versucht die Schriftzeichen der Industal-Bewohner durch die sogenannte Rebus-Methode zu entschlüsseln: Er untersucht den Bildgehalt dieser Piktogramme, um deren verbale Entsprechungen im Tamilischen und Proto-Dravidischen zu finden und sie dann mit den Sanskritwörtern in der vedischen Literatur in Verbindung zu bringen. So «beweist» der finnische Wissenschaftler, dass der Ficusbaum im Zusammenhang mit dem Stern auf seine Beziehung zum Kosmos hindeutet; der Krebs verweist auf den Polarstern. Der Ficus wurde aufgrund seiner kräftigen, Halt gebenden, aber auch Mauern sprengenden Wurzeln zur Vernichtung der Feinde angebetet. Dies wiederum ist Parpola zufolge als der mit Bogen und Pfeil bewaffnete Shiva, Jäger und Vernichter der Feinde, zu verstehen.

Diese Deutung beweist Parpola mit einem seltenen «Pictorial bilingual»: Zwei Kupferplatten (aus Mohenjo-Daro) tragen auf der einen Seite die gleiche Reihe der Schriftzeichen (mit Piktogrammen von Ficus, Krebs etc.). Die andere Seite hat jedoch verschiedene Zeichnungen: den bewaffneten Jäger auf der einen Platte, den Ficus mit dem Krebs auf der anderen Platte (Parpola 2015: 278–283). So steht heute außer Frage, dass diese meditierende, gehörnte Figur Shiva als Yogishvara, Herr des Yoga, ist.

Diese Feststellung lässt sich zusätzlich mithilfe der Tausend Namen von Shiva untermauern, was bisher auch von Wissenschaftlern unbemerkt blieb. Das Auffallendste an dieser Figur sind die Hörner. Der 981. Name nennt Shiva *shrungi*, den mit den Hörnern! Gleich der nächste Name, der 982., nennt ihn *shrungapriya*, Liebhaber der Hörner. Auf seine Haare, die zu Zöpfen gebunden sind, beziehen sich der 15. Name, *jati*, der mit dem Zopf, und der 143. Name, *trijati*, der mit drei Zöpfen. Auch zu dem Streit unter den Wissenschaftlern, ob die Figur drei oder vier Gesichter habe, gibt es hier eine Lösung. Sein 890. Name nennt ihn *sarvaparshvamukha*, der mit Gesichtern auf allen (vier) Seiten. Den überraschendsten Hinweis erhalten wir durch den 325. Namen: Shiva sei selbst der *ashvattha*, der Ficusbaum. Auch hier das Fazit: Die gehörnte Figur ist Shiva, der Herr des Yoga. Es ist kein Zufall, dass er in den Darstellungen auf den Indus-Siegeln mit dem Ficusbaum in Verbindung steht. Indischen Traditionen zufolge ist Shiva der Verkünder des Yoga.

Kulturerbe der Industal-Zivilisation

Reichen nun diese Feststellungen, dass die gehörnte Figur Shiva ist und dass er in der Körperstellung Mulabandhasana sitzt, aus, um zu behaupten, der Yoga habe seine Ursprünge in der Industal-Zivilisation? Allein der Hinweis auf Shiva und bestimmte Asanas – man fand auch die Position Vajrasana (Dhyansky

1987, Abb. 4) auf einem anderen Siegel – wäre noch kein hin-
reichender Beweis dafür. Körperstellungen machen nur einen
Bruchteil des gesamten klassischen Yoga von Patanjali aus.
Vielmehr sind es die Metaphysik und die Ethik, also die abstrakten Begriffe, die dem Yoga seinen eigentlichen Charakter
verleihen. Erst wenn sich auch deren Ursprung auf die Indus-
Kultur zurückführen lässt, erhält diese These ihre Legitimation.
Auch dies gelang einigen Wissenschaftlern. Die Ergebnisse ihrer
Untersuchungen der Stadtplanung in Bezug auf die Himmels-
richtungen, der vielen runden Steine (vermutlich Teile von Gno-
monen für astronomische Beobachtungen), der Kultobjekte, der
Figuren und der Schrift auf den Siegeln weisen darauf hin, dass
die wichtigsten Begriffe des Yoga ein altes Kulturerbe der Industal-Zivilisation sind.

Das lässt darauf schliessen, dass die Industal-Bewohner ziem-
lich fortgeschrittene Kenntnisse und komplexe Vorstellungen
von Astronomie und Kosmos hatten, die ihre Religion mitpräg-
ten. Darin spielten die Sonne und der Polarstern eine wichtige
Rolle, deren irdischer Vertreter der Ficusbaum ist. Während
nachts der Polarstern durch seine «Windströmungen oder
-seile» (Proto-dravidisch *Vata-min*) die Planeten und andere
Sterne festhält und dafür sorgt, dass sie nicht herabfallen, tut
die Sonne dasselbe tagsüber durch ihre verschiedenartigen
Strahlen. Einer der Sonnenstrahlen, der den Mond «ernährt»,
heißt im Rigveda *sushumna* – ein Begriff, dem man Jahrhunderte später in Indiens Yoga und Tantra wiederbegegnet. Der
wichtige Punkt hierbei ist: Der frühen vedischen Literatur (dazu
zählt der Rigveda zum größten Teil) ist der Gedanke fremd, der
Makrokosmos wohne dem Mikrokosmos (also dem Menschen)
inne. Demzufolge sah der Rigveda keine Beziehung zwischen
dem Menschen und dem Sushumna-Sonnenstrahl. Diese müssen bereits die Industaler hergestellt haben. Wie deren Siegel
und Schriftzeichen bezeugen, haben sie folgerichtig im Menschen den Kosmos gesehen.

Der Vorstellung einer Parallele zwischen Kosmos und Mensch,
also dass der menschliche Körper das ganze Universum wider-
spiegelt, und von Energiekanälen (Nadis) wie Sushumna begeg-

net man erst in den von Indo-Ariern viel später verfassten
Upanishaden – in dem Teil der vedischen Literatur mit philosophischen Spekulationen. Dies ist damit zu erklären, dass die
fremden Ankömmlinge mit der Zeit die Konzepte der Industal-
Zivilisation in ihr Weltbild integriert haben. Die sehr «un-ari-
sche» Gleichsetzung des Menschen mit dem Kosmos ist eine
wichtige Vorstellung auch im Hatha Yoga und Kundalini Yoga
des späteren Hinduismus (siehe Kap. 5). Viele Konzepte des
heutigen Yoga sind also letzten Endes der Industal-Zivilisation
zu verdanken (Parpola 2015: 209). Jahrhunderte von Konfron-
tation und Assimilation mussten vergehen, bevor sich diese Elemente der Industal-Zivilisation in der geistigen Welt der Hindus
wieder behaupteten.

Beachtenswert in diesem Zusammenhang ist die Büste eines
Mannes, die in Mohenjo-Daro gefunden wurde. Er trägt einen
gepflegten Bart, seine Haare sind nach hinten gekämmt; John
Marshall vermutete, dass es sich um einen «Priester-König»
handelt. Auffallend an ihm sind die halb geschlossenen Augen; seine Pupillen sieht man nicht. Dem Betrachter erscheint
der Priester-König, als sei er in sich versunken. Angesichts des
hochentwickelten Darstellungsvermögens der Industal-Künstler
kann man davon ausgehen, dass diese halb geschlossenen Augen bewusst so gestaltet sind. Was beabsichtigte der Künstler
damit? Der Archäologe Ramprasad Chandra bemerkte als Erster, dass es sich hier um eine yogische Meditation handelt. Darin fixiert der Meditierende seine Augen auf die Spitze der Nase,
weswegen die Pupillen hinter den Lidern verschwinden. Dies tut
man in der Meditation, um die Gedanken zum Stillstand zu
bringen – das allererste Ziel des Yoga (Dhyansky 1987: 102).

So faszinierend die Gegenstände sind, die man in den In-
dustal-Ausgrabungen gefunden hat – noch interessanter für die
Archäologen ist die Tatsache, dass man dort in einer Jahrhunderte andauernden Phase keine Schwerter, keine Kampfäxte,
keine Katapulte fand. Es gab auch keine Spuren anderer mili-
tärischer Ausrüstungsgegenstände wie Helme, Schilde, Brust-
panzer, Streitwagen oder Belagerungsmaschinen, die in anderen
zeitgenössischen Kulturen eine Selbstverständlichkeit waren.

Zwar sind auf einigen Siegeln und Kupferplatten Bögen dargestellt, aber keine Kriegsszenen.

Die fehlenden Armeen und Waffen stellen uns vor ein Rätsel:
Was hat die Gesellschaft mit einer Million Mitgliedern und einem «Reich», das 1,3 Millionen Quadratkilometer umfasste,
zusammengehalten? Alle Städte, obwohl sie Hunderte von Kilometern auseinanderlagen, weisen die gleiche Stadtplanung und
Kanalisation auf, die gleichen Gewichte, Zahlensysteme und
Siegel. Was aber war der integrierende Faktor? Militärische
Macht oder Stadtgewalt waren es nicht. In der Blütezeit, die
etwa sechshundert Jahre andauerte, haben die Archäologen
keine Spuren von militärischen Aktivitäten wie Belagerung,
Überfälle, Massaker oder Brandschatzung der Städte gefunden
(McIntosh 2002: 203). Daraus schließen die Wissenschaftler,
dass im Leben jener Menschen und ihrer Herrscher Friede und
Gewaltlosigkeit (Sanskrit *shanti* und *ahimsa*) eine große Rolle
gespielt haben müssen. Gewaltlosigkeit ist, wie wir später sehen
werden, ein wichtiger Bestandteil der Yoga-Ethik.

In diesem Zusammenhang vertritt der Anthropologe Jonathan Mark Kenoyer eine interessante These, die er 2010 am
Oriental Institute in Chicago vortrug: Die Industal-Bewohner
erfanden und entwickelten die Technologie des Yoga, um den
Zusammenhalt ihrer Gesellschaft [gewaltlos] zu fördern und zu
festigen. Dann könnte man sich zu Recht fragen, ob Yoga gar
ein Teil der Staatsideologie des Indus-Reichs war. Mit gewisser
Sicherheit lässt sich behaupten, dass Yoga mit seinen ethischen
und metaphysischen Ansätzen einen hohen Stellenwert in der
Industal-Zivilisation gehabt haben muss, und mit einer gewissen
Sicherheit folgt daraus: Selbst wenn Yoga nicht so alt ist wie die
Götter, ist er mindestens fünftausend Jahre alt.

Die Indo-Arier und ihre vedische Religion

Diese große Kulturzone der Indus-Zivilisation ging um
1800 v. Chr. aus noch nicht endgültig geklärten Gründen unter;
und sie geriet in Vergessenheit. Diese Zeit entspricht in etwa der
Ankunft nomadischer sanskritsprachiger Stämme, der «Indo-

Arier» aus Zentralasien. Wahrscheinlich waren die Nomaden den sesshaften Industal-Bewohnern militärisch überlegen. Diese konnten sich nicht einmal verteidigen, da sie nie Armeen gebildet hatten. Ebenso wahrscheinlich ist, dass sie ihre Städte verlassen und in andere Regionen Indiens fliehen mussten, oder dass sie teilweise unterworfen wurden. Vieles spricht aber auch dafür, dass jene Kultur nicht ganz verschwand. So wurde zum Beispiel ganz in der Nähe der Indus-Stadt Harappa eine neue Stadt aufgebaut und bis heute kontinuierlich bewohnt. Ein buddhistischer Stupa aus dem dritten Jahrhundert auf der Zitadelle von Mohenjo-Daro bezeugt, dass die Menschen diese Stadt nicht endgültig aufgegeben hatten – sie behielt ihre Bedeutung auch Jahrhunderte nach ihrer Blütezeit.

Aller Wahrscheinlichkeit nach wurde das Geistesgut der Industal-Bewohner für einige Jahrhunderte von der vedischen Religion der Ankömmlinge verdrängt. Als aber der Vedismus um 1000 v. Chr. zu schwächeln und sich den Einheimischen gegenüber zu öffnen begann, behaupteten sich verschiedene Elemente der Industal-Zivilisation wieder und nahmen ihren Platz im Hinduismus ein.

Die Überlebenskraft jener Zivilisation – und auch die des Yoga – bezeugen der heute noch lebendige Kult um den Pipal-Baum in Indien, um die Gottheit Shiva, um die Muttergöttin und um die immer wiederkehrenden Zahlen 8, 16 und 64, die einst in Maßeinheiten der Industal-Bewohner eine wichtige Rolle spielten, heute jedoch beispielsweise in dem achtgliedrigen Weg des Yoga, in der 16-schrittigen Gottesverehrung und den 64 Kunstformen des Kamasutra überlebt haben.

Die Ankunft der indo-arischen Nomaden im 19. Jahrhundert v. Chr. war in vielerlei Hinsicht ein Rückschritt für den Subkontinent. Nicht nur machte eine gigantische städtische Kultur mit Ziegelbauten Platz für die nomadischen Viehzüchter. Es erscheint naheliegend, dass auch die Bedeutung des Yoga zurückgedrängt wurde, denn in der frühen vedischen Literatur, im Rigveda, finden wir keine Spuren des Yoga. Im spät verfassten zehnten Buch dieses ältesten Werks der Indo-Arier gibt es eine Hymne auf einen «Kesi» (Rigveda X, 136), einen «Ungepflegten» (so meine sinngemäße Übersetzung), der allem Anschein nach der vedischen Gesellschaft nicht angehörte. Dieser Kesi spricht nicht viel, er steht nackt, in Ekstase da und scheint mit übernatürlichen Kräften in Verbindung zu stehen. Einige Wissenschaftler behaupten, er sei ein Yogi (Werner 2008: 297). Man könnte auch mutmaßen, dass es hier um die erste Erwähnung eines Angehörigen der Vratya-Priester späterer Zeiten geht, die sich dem Vedismus nicht anschließen wollten und ihrem eigenen asketischen Weg folgten. Vermutlich deutet der Kesi wie auch die Vratyas im später verfassten Atharvaveda darauf hin, dass Yoga in der Post-Induszeit eine Randerscheinung geworden war, ohne Verbindung zur Mainstream-Religion (Basham 1990: 245).

Interessanterweise begegnet man im zehnten Buch des Rigveda auch dem Begriff «Purusha». Die Hymne *Purushasukta* erklärt, Purusha, hier eine abstrakte Vorstellung des Geistes, wohne der Welt inne und schwebe gleichzeitig über ihr – er sei sowohl immanent als auch transzendent. Tausend Jahre später nimmt Purusha, philosophisch völlig geläutert, den zentralen Platz in der Yoga-Philosophie ein und bedeutet nur noch das Prinzip des reinen Bewusstseins. Es ist nicht klar, ob es da nur um ein Wort geht oder um die Verwandlung einer Vorstellung. Das wichtigste Merkmal der Veden ist jedoch deren hedonistische Haltung zur Umwelt und zu den Göttern. Ihre Handlungen, auch die religiösen, zielten auf Lebensfreude in dieser Welt. Asketische Elemente, die den Yoga kennzeichnen, findet man darin nur mit Mühe.

Paradigmenwechsel: Die Upanishaden

Um 1000 v. Chr. beginnt Yoga im Geistesleben Indiens seinen Platz zurückzuerobern, allerdings noch nicht als ein ganzheitliches System. Seine Ideen und Praktiken findet man vereinzelt in den Upanishaden – jenen zwischen 700 und 200 v. Chr. entstandenen, meditativ-philosophischen Texten, die als eine Art Epilog der Veden den Sinn der vedischen Religion kritisch hinterfragen und höhere Lebensziele erläutern. In dieser Zeit waren Teile der

Gesellschaft mit dem naiven «Feuerkult-Vedismus» – in dem Tieropfer, der Wunsch nach Söhnen und dem Besitz von Rindern, der Sieg gegen Feinde und nicht zuletzt das Kastensystem eine so große Rolle spielten – unzufrieden geworden und lehnten sich gegen die Orthodoxie auf. Es fand ein Paradigmenwechsel statt: Die Menschen strebten nun weniger nach Glück in weltlichen Belangen. Sie wollten wissen, wer der Mensch und was seine Seele sei, was die Geburt und der Tod bedeuteten, ob es ein Leben nach dem Tod gebe und was die Stellung des Menschen im Kosmos sei.

Diesen Geist der Upanishaden verkörpert der Brahmanenknabe Naciketa. Naciketa will vom Todesgott Yama wissen, was mit der Seele des Menschen passiert, wenn er stirbt. Yama weigert sich, ihm zu antworten, da es hier um «das geheime Wissen» – eine der Bedeutungen des Wortes Upanishad – geht. Er bietet dem Knaben alle erdenklichen Reichtümer der Welt an, damit er auf diese Frage verzichtet. Naciketa widersteht der Versuchung und besteht auf einer Antwort.

Die Philosophen der Upanishaden, die mit der ritualistischen Orthodoxie so unzufrieden waren, griffen sie schonungslos an und warfen ihr Ignoranz vor. Sie scheuten sich nicht einmal davor, die Priester mit Hunden zu vergleichen. So wurde allmählich und unbewusst der Boden für die Wiederauferstehung des Yoga vorbereitet.

Opposition kam aber auch von außerhalb des Vedismus. Die buddhistischen Texte sprechen von etwa sechzig Protestbewegungen in dieser Zeit. Die meisten von ihnen verschwanden allmählich, indem sie sich in anderen philosophischen Schulen oder religiösen Strömungen auflösten und damit das geistige Leben Indiens nachhaltig beeinflussten. In ihrem Gedankengut und in den Upanishaden finden wir Begriffe vom Yoga wieder, doch musste noch einige Zeit vergehen, bevor er zu einem praxisorientierten philosophischen System wurde.

Eine Lektüre der Upanishaden vermittelt den Eindruck, als wären ihre Verfasser bei der Suche nach Wahrheit auf die verschiedensten Erfahrungen und Erkenntnisse gestoßen, die sie in ihren Schriften festhielten, ohne sich um einen größeren Zusammenhang zu kümmern. Das ist auch nicht weiter verwunderlich, da diese Erkenntnisse ganz unterschiedliche Gruppierungen in verschiedenen Jahrhunderten dokumentieren. Als man sie in späterer Zeit zu bündeln und zu justieren versuchte, bildeten sich gerade die verschiedenen Schulen der indischen Philosophie heraus. So ist es zu verstehen, dass fast jede philosophische Schule zur Begründung ihrer Ideen Bezug auf diese philosophisch-spekulativen Texte nimmt. Wie weit der Yoga seine Grundbegriffe den Upanishaden verdankt oder umgekehrt, bleibt ein Gegenstand der Forschung. Eine Lektüre dieser heiligen Schriften im Lichte der Yoga-Sutren ist aufschlussreich. Einige wichtige Begriffe des Yoga finden wir in diesen Texten, auch wenn sie dort nicht dasselbe bedeuten.

Mehrmals taucht das Wort Purusha, ein wichtiger Begriff der Yogalehre, in den Upanishaden auf. Im ersten Kapitel der Aitereya-Upanishad, einer der frühesten Schriften (vor 600 v. Chr.), heißt es zum Beispiel: «Die Seele schuf die Welt und zu ihrem Schutz holte dann die Seele den Purusha aus den Wässern. Unter dem Einfluss der Seele entschlüpften dem Purusha die Sinnesorgane, das Herz und die Geschlechtsorgane» (I, 1, 1). So gesehen wäre Purusha ein Produkt der Seele, während er im Yoga als ein unabhängiges Bewusstseinsprinzip von niemandem verursacht wird. Ebenfalls im völligen Gegensatz zu Yoga hat das Wort an einer anderen Stelle die gewöhnliche Bedeutung «Mann». Nicht anders ist es in der Chandogya-Upanishad, wo Purusha an mehreren Stellen als Mensch oder Person zu verstehen ist. Manchmal scheint es die abstrakte Kraft von Naturphänomenen zu bezeichnen (IV, 13, 1), aber auch nicht immer. Es pendelt zwischen Mann, Person, Seele und Geist: «Purusha ist die Person, die man in den Augen des anderen sieht, sie ist der unsterbliche Atman (Seele) und das Brahman, der absolute Geist!» Es ist, als taste man nach dem Sinn des Begriffs. «Purusha ist die den Tod überlebende Seele, die wiedergeboren wird» (IV, 15, 5). Diese Auffassung wird an einem Vers in der Katha-Upanishad deutlicher: Der Purusha hat die Größe eines Daumens und wohnt dem Körper inne (IV, 12). Brihadaranyaka-Upanishad erklärt dagegen, er sei so groß wie ein Reis- oder

Gerstenkorn (V, 6, 1). Eine räumliche Vorstellung Purushas steht im Widerspruch zu Yoga. Es heißt aber an einer anderen Stelle: Obwohl Purusha den Lebewesen innewohnt, bleibt er vom Leid der Welt unberührt. In diesem Vers (V, 11) ist der Anklang von Yoga am stärksten. Wie wir sehen werden, hat das Bewusstseinsprinzip Purusha keine Berührung mit der Welt, er bleibt in seiner Reinheit, selbst wenn er in den Kreaturen zu wohnen und mit ihnen zu leiden scheint – gerade diese Erkenntnis möchte die Yogalehre vermitteln.

Interessanterweise beschäftigt sich die Chandogya-Upanishad mit zwei weiteren Begriffen, *chitta* und *dhyana*, die für Yoga relevant sind (s. Kap. 3). Während Chitta im Yoga den gesamten Erkenntnisapparat bezeichnet, wird dieses Wort in der Upanishad von Kennern bloß als «Gedanke», «Erwägung» (engl. consideration) verstanden (Radhakrishnan 1990: 473; Nikhilananda 1959: 332). So bleibt das Potenzial dieser Wörter in den Upanishaden unerschlossen. Nicht anders ist es mit dem Begriff Dhyana, eine Mediationsstufe im Yoga (siehe S. 27). Er sei wichtiger als Chitta, der Gedanke und der Wille. Auch Satya «Wahrheit», ein wichtiges Element der Yoga-Ethik, fällt in der Upanishad eher vage aus: «Wenn jemand etwas verstanden hat, kann er die Wahrheit sagen» (Radhakrishnan 1990: 482; Nikhilananda 1959: 346).

Die Katha-Upanishad zeigt eine größere Affinität zu Yoga. «Kommen die fünf Sinnesorgane und das Gemüt zur Ruhe, haben sich die Regungen des Intellekts ganz gelegt, so tritt der höchste Geisteszustand ein» (VI, 10). Der nächste Vers verkündet: «Man meint, Yoga (!) ist die stetige Zügelung der Sinnesorgane.» Mit diesem Gedanken eröffnet Patanjali bezeichnenderweise sein Werk *Yogasutra*. In dieser Upanishad sind auch Vorstellungen des Kundalini Yoga enthalten (VI, 16).

Am interessantesten ist die Suche nach Spuren des Yoga in der Prashna-Upanishad. Neben der Erklärung, Purusha sei das Subjekt der Erfahrungen, begegnet man hier dem Begriff des feinstofflichen Körpers mit seinen Bestandteilen: die fünf Elemente, fünf Tatorgane – Mund, Hände, Füße etc. –, fünf Sinnesorgane, Verstand, Intellekt, Chitta (s. u. Grundwortschatz

Yoga) und Ego (IV, 8, 9). Nach der Yoga-Lehre überlebt dieser feinstoffliche Körper den Tod. Interessant ist hier, wie man den Schlüsselbegriff Chitta übersetzt: Swami Sarvananda versteht darunter «Gedächtnis», S. Radhakrishnan dagegen «Gedanke» (Radhakrishnan 1990: 663).

Während die Shvetashvatara-Upanishad auf die asketische Disziplin des Yoga wie Asanas und Pranayama bei der Meditation hinweist (II, 8–13), zeigt die Maitri-Upanishad eigentlich die größte Nähe zur Yoga-Lehre. Sie erwähnt nicht nur die drei Gunas, die Grundbestandteile der Ursubstanz – Sattva, Rajas und Tamas – des Yoga, sondern listet auch deren Eigenschaften auf. Sie formuliert sogar ein eigenes Yogasystem mit sechs Teilbereichen: Atemübungen, Rückzug der Sinne von der Außenwelt, Meditation, Konzentration, spekulatives Denken und die Geistessammlung (III, 2, 5; V, 2 und VI, 18).

Dennoch bleibt eine grundsätzliche Kluft zwischen den beiden Ideengefügen bestehen: Nach den Upanishaden ist die Ursubstanz das Brahman, aus dem die individuellen Seelen und die Materie – Geist und Natur – entstehen und zu dem sie zurückkehren. In der Yoga-Lehre dagegen sind und bleiben die beiden zwei unabhängige, ewig existierende Kategorien der Wirklichkeit. Daher werden die Spuren des Yoga in den Upanishaden als Fremdkörper betrachtet – «non-vedantic philosophies», wie Radhakrishnan (1996: 259) sie bezeichnet.

Die mystische Silbe *Om* hat eine zentrale Stellung in den Upanishaden. Sie ist das Endergebnis der spirituellen Suche, umfasst das ganze Universum und den absoluten Geist Brahman. Als Klangmanifestation des Absoluten ist sie das höchste Mittel zur Meditation und das zu erreichende Ziel. So vereinigen sich in ihr das Mittel und das Ziel (Katha-Upanishad II, 15,16,17). Interessanterweise verwenden die Yoga-Aphorismen von Patanjali *Om* für die Bezeichnung des reinsten Bewusstseins (Ishvara). Mit *Om* soll man meditieren und sich versenken. Dieser mystische Laut steht wie eine Brücke zwischen den Upanishaden und dem Yoga.

Yoga-Elemente im Jainismus

Der Jainismus, eine der ältesten Religionen Indiens, der die Autorität der Veden ebenfalls ablehnt und daher als eine heterodoxe Religion gilt, zeigt eine interessante Affinität zum Yoga. Der Jainismus wurde von Rshabha, dem ersten Propheten, den auch die Veden erwähnen, gegründet. Gleichwohl verbindet man diese äußerst gewaltfreie Religion, die Götter entmachtet und sie ihren Propheten, also Menschen unterordnet, überwiegend mit der historischen Person Vardhamana Mahavira (599–527 v. Chr.), dem 24. Propheten, einem Zeitgenossen des Buddha. Von seinem Ehrentitel *Jina*, «Sieger», leitet sich der Name der Glaubensgemeinschaft ab.

Während Sanskrit die Sprache der Hindu-Orthodoxie war, predigten Mahavira und seine Nachfolger den Jainismus in der Volkssprache Arthamagadhi, was seine schnelle Verbreitung unter dem Volk und vor allem unter dem Adel und den Kaufleuten förderte. Sicherlich gab ihm die Konversion des Kaisers Chanragupta Maurya im 4. Jahrhundert v. Chr. großen Auftrieb. Der Jaina-Überlieferung zufolge verließ der Kaiser am Ende seines Lebens die Gangesebene und zog nach Karnataka in den Süden Indiens. Dies führte dazu, dass sich der Jainismus auch dort verwurzelte. Zur selben Zeit spalteten sich die Jainas in die Weißgekleideten und die Nackten. Bis zum frühen Mittelalter bildete der Jainismus einen starken Gegenpol zum Hinduismus, danach verlor er seine Bedeutung. Heute sind die Jainas eine wohlhabende religiöse Minderheit in Indien.

Im Gegensatz zum Vedismus, aber ebenso wie der Yoga, erkennt der Jainismus zwei Grundkategorien der gesamten Wirklichkeit an. Zur ersten gehört eine Vielzahl von Seelen, Jivas. Zur zweiten Kategorie, den Nicht-Seelen, Ajivas, gehören die Materie, Raum und Zeit. Die Seelen bewohnen die Körper, die aus Materie bestehen; so ist der Mensch eine Mischung aus Leib und Seele. Obwohl die Seele ursprünglich allwissend, allmächtig und allgegenwärtig ist, verliert sie diese Fähigkeiten durch ihre Bindung (*bandha*) zur Materie, was zu unzähligen Wiedergeburten führt. Zur Seele gesellt sich auch die Karma-Materie, die der Mensch durch eigene Handlungen verschuldet und die Leid zur Folge hat. Das Ziel der Lebensführung besteht darin, die Seele von der Karma-Materie zu reinigen, um ihren ursprünglichen Zustand wiederherzustellen, wodurch auch das Leid beseitigt wird.

Der Reinigung der Seele liegen drei «Juwelen» zugrunde: die richtige Überzeugung, das richtige Wissen und das richtige Verhalten. Aus diesen drei miteinander verknüpften Bereichen besteht die richtige Lebensführung, die die Menschenseele von der Materie befreit. Dieses Verfahren nennt der Jainismus «Yoga». So besteht Yoga im Jainismus aus angemessenen Handlungen und Aussagen sowie angemessenem Denken, einer Kombination, die dafür sorgt, dass keine neue Karma-Materie in die Seele gelangt (*samvara*) und dass die dort bereits angesammelte Karma-Materie ausgetragen wird (*nirjara*), und so zur Erlösung (*moksha*) führt. Ein so streng moralisch geführtes Leben wird von fünf großen Gelübden bestimmt, die der Jainismus mit dem klassischen Yoga von Patanjali (s. Kap. 3) gemeinsam hat. Das allerwichtigste davon ist die Gewaltlosigkeit, Ahimsa, die in keiner anderen Religion oder Philosophie eine so große Rolle spielt wie im Jainismus. Dieser hat die letzten Konsequenzen aus ihr gezogen, darunter die vier weiteren Gelübde: Wahrheit (*satya*), Nicht-stehlen (*asteya*), sexuelle Abstinenz (*brahmacharya*) und Besitzlosigkeit (*aparigraha*), weist aber auch noch weitere Elemente des klassischen Yoga auf.

Die Einhaltung der Gelübde gelingt einem Menschen erst, wenn er seine Zu- und Abneigungen (Raga-Dvesha) durch die Meditationsart *bhavana* überwindet, indem er über die Vergänglichkeit der Welt, den Tod, die Unreinheiten im Körper (Urin etc.), aber auch über die Karma-Materie nachdenkt und dadurch einen Gleichmut gegenüber seiner Umgebung und seinen Mitmenschen (*samatva*) entwickelt. Dies erinnert sehr an die Bhagavad Gita, die verkündet: Gleichmut ist Yoga! (II, 48). Durch Bhavana macht sich der Aspirant für die eigentliche Meditation mit tiefer Konzentration, Dhyana, bereit. In der reinsten Form von Dhyana meditiert er auf einen oder verschiedene Aspekte der Seele, auf die leisesten Regungen in der

Seele oder versinkt gänzlich in ihr. Die Meditation ist dann erfolgreich, wenn sich die Seele von ihrer Bindung an die Karma-Materie löst und ihren ursprünglichen, reinen Zustand (*kevalin*) von Allmacht, Allwissenheit und Allgegenwärtigkeit erreicht.

Der Jainismus als Ganzes beruht auf dem Grundsatz, dass die Seele eine Bindung zur Materie eingehen und sich wieder von ihr trennen kann. Darin unterscheidet sich der Yoga vom Jainismus.

Buddha und die Vier edlen Wahrheiten

Als Siddhartha, der spätere Buddha (566–486 v. Chr.), als fast Dreißigjähriger sein behütetes Familienleben im königlichen Palast auf der Suche nach Wahrheit verließ, war die Welt des damaligen Indien vom Yoga geprägt. Dessen Wesen bestand in der Disziplinierung des Geistes, auch wenn Yoga sich noch nicht zu einem philosophischen System gefestigt hatte.

Dem Entschluss des Buddha ging einige Vorbereitung voran. Immer schon wollte er ein Asket werden (Schuhmann 1994: 61–62), und bestimmt hatte er in jener Zeit darüber nachgedacht, welcher Guru für ihn infrage käme. Nicht zufällig wird er sich in die Obhut des Gurus Alara Kalama begeben haben. Buddhistische Berichte lassen vermuten, drei höhere Meditationsstufen des klassischen Yoga (Dharana, Dhyana und Samadhi) seien die Spezialbereiche dieses Gurus gewesen, und der junge Siddhartha habe sie rasch erlernt. Hierbei könnte es sich um eine Frühform des Yoga gehandelt haben.

Nachdem Siddhartha diesen und einen zweiten Guru verlassen hatte, übte er eigenständig strenge Askese. Sein Ziel war, durch verschiedene Techniken den Geist zu zähmen, worin sich einige Elemente des Yoga erkennen lassen (siehe Kap. 3). Seinen Aussagen zufolge versuchte er unter anderem, durch das Anhalten des Atems in Ekstase zu geraten – diese Atemübung, ein Teil von Pranayama, kennt man als Kumbhaka der Yogatraditionen. Auch die anfänglichen Folgen dieser Übungen, die ihn wahrscheinlich erschreckten, sind vielen Yoga-Kennern bekannt: «Ohrensausen, Schädelstiche, Kopfschmerzen, Reißen im

Bauch, Brennen im ganzen Körper». Manche Aspiranten erleben sogar Halluzinationen. Nicht umsonst empfiehlt die Tradition, Yoga nur unter der persönlichen Anleitung eines Gurus
(*guronmukham*) zu lernen.

Auffallend an der formativen Zeit des Buddha ist die Andeu-
tung, er habe es immer wieder mit Yoga zu tun gehabt, auch
wenn er mit dessen Methoden und Ergebnissen nicht zufrieden
gewesen sei. Es ist nicht verwunderlich, dass man in seinen Vier
edlen Wahrheiten, die er am Ende seiner Meditation erblickt
hatte, einige Merkmale des klassischen Yoga wiederfindet.

Buddhas Wirklichkeitslehre von Nicht-Seele und Nicht-Ge-
genstand (Nairatmya-Vada) unterscheidet sich radikal von der
der Upanishaden und der des Jainismus. Dem Buddha zufolge
gibt es keine Seele, sondern nur einen Fluss von verschiedenen
Eindrücken im Bewusstsein. Ebenso gibt es eigentlich keinen
Gegenstand, sondern nur die Sinnesreize, die Eigenschaften, die
wir wahrnehmen. Der Glaube an eine Seele, auf der das Ich beruht, und an eine beständige Welt, an der wir hängen, ist falsch
und Ursache unserer Ignoranz und unsres Leides (Dukha). Während Buddhas erste Wahrheit das Leid in der Welt konstatiert
und die zweite den Grund dafür, erklärt die dritte es für möglich, das Leid zu beseitigen. Die vierte Wahrheit zeigt den Weg
zu seiner Überwindung. Diesen nennt Buddha den achtgliedrigen
Weg (*ashtanga marga*). Die acht Glieder des Weges sind: rechte
Ansicht, rechter Entschluss, rechte Rede, rechtes Verhalten,
rechter Lebensunterhalt, rechte Anstrengung, rechte Achtsam-
keit und rechte Meditation. Trotz des schematisch-inhaltlichen
Unterschieds heißt das klassische Yoga von Patanjali vielleicht
nicht zufällig ebenfalls Ashtanga Yoga.

Im achtgliedrigen Weg des Buddha spielen Gewaltlosigkeit
und deren Derivate Wahrheit, Nicht-Stehlen, sexuelle Enthaltsamkeit und Besitzlosigkeit eine wichtige Rolle, ebenso wie im
Jainismus und Yoga. Diese zusammen mit der «rechten Acht-
samkeit» (*samyak smriti*) bereiten einen vor auf die Meditation
(Samadhi), die wiederum aus einer vierstufigen Dhyana-Medi-
tation besteht. Das Endziel ist Nirvana: völliges Aufhören des
Leids, der Ausstieg aus dem Kreis der Wiedergeburten und volle

Erkenntnis der Wahrheit. Diese Meditationsstufen im Yoga heißen interessanterweise Dharana, Dhyana und Samadhi. Bemerkenswert ist hier, dass der Samadhi, die höchste Form der Meditation beim Yoga, auch aus vier Stufen besteht, an deren Ende die Seele erlöst wird.

Die großen Epen

Das Epos *Ramayana*, entstanden im 3. Jahrhundert v. Chr. und erweitert in den ersten nachchristlichen Jahrhunderten, vermittelt ein Bild von den damaligen Wäldern in Indien, die nicht nur von wilden Tieren und Dämonen bewohnt waren, sondern auch von Menschen, die sich mit ihren Familien dorthin zurückgezogen hatten. Diese «Aussteiger» erzählen dem Protagonisten Rama, der in seiner Verbannung durch die Wälder zieht, dass sie nicht in Städten, sondern in Wäldern leben, weil sie dort ihre Ideale wie die Gewaltlosigkeit besser verwirklichen können. Während der Kronprinz Rama in diesem Epos das Ideal der Wahrheit verkörpert, meinen die Gelehrten, das ganze *Ramayana* enthalte auch Mantra Yoga und Kundalini Yoga in einer verborgenen Form. Dies gilt vor allem für das vierte Buch, *Sundarakanda*. Hier werden zum einen der Aufstieg des Affengottes Hanuman zum Himmel und sein Flug über das Meer mit der Aktivierung der aufsteigenden Kundalini-Kraft verglichen und zum anderen die Suche nach Ramas Gemahlin Sita, die von dem bösen Dämon Ravana entführt wurde, sowie deren Auffindung im Ashoka-Garten in Sri Lanka mit der Vereinigung der Kundalini-Kraft mit dem tausendblättrigen Lotus (Gunturu 2016; s. auch Kap. 4).

Im *Mahabharata* (vor dem 5. Jahrhundert v. Chr. entstanden und in den frühen nachchristlichen Jahrhunderten erweitert) gibt es zahlreiche Verweise auf den klassischen Yoga, die deutlich und ausführlich sind. Fachtermini, die zum Yoga-System gehören, werden frei angewendet, als gehörten sie zum Alltagsdiskurs.

Dem von Trauer befallenen Dharmaraja, einem der fünf Söhne des Königs Pandu, riet der weise Shaunaka, ein Kenner der Yoga-Philosophie, den achtgliedrigen Yoga zur Überwindung seines Kummers zu üben (*Vanaparva*, Kap. 2, Vers 17ff.) – also den klassischen Yoga von Patanjali! Shaunaka setzt ihm ausführlich die Bestandteile der Yoga-Ethik auseinander, deren Praxis zum Gleichmut und zur daraus resultierenden Erlösung von Trauer führe. An einer anderen Stelle (*Shanti Parva*, Kap. 331, Vers. 9) liest man, das Ergebnis aller höchsten Opferriten sei nicht einmal so groß wie ein Sechzehntel vom Yoga. Dharmaraja ist jedoch traurig, weil er wegen seiner Armut den Notleidenden nicht helfen kann: Er kann den Mönchen und Studenten kein Essen geben, den Kranken kein Bett und den Erschöpften keine Sitzgelegenheit. Dazu bräuchte er Geld, was ihm in seiner Verbannung fehlt. Darauf empfielt ihm der Weise, eine bestimmte Form von Yoga, den Siddhini Yoga, zu üben, um die Geldnot zu überwinden. Hierbei fällt, wie auch im *Ramayana* an einigen Stellen, auf: Yoga wird nicht nur als Heilsweg betrachtet, sondern auch als eine übersinnliche Lösung weltlicher Probleme. Es werden magische Kräfte wie Materialisierung oder Levitation, die der Yoga freisetzt, erwähnt. So erzeugt der Heilige Agastya in *Ramayana* durch seine yogische Kraft (Yoga-Shakti) eine Armee zum Schutz seiner Wohnstätte. Im Epos *Mahabharata* empfiehlt der Autor seinem bereits erleuchteten Sohn Suka, zu seinem Guru wie alle gewöhnlichen Menschen zu Fuß zu gehen, nicht dahin zu levitieren (*Shanti Parva*, Kap. 326).

Die *Bhagavad Gita*, enthalten in dem Epos *Mahabharata*, deutet auf ein Phänomen jener Zeit hin: Yoga hatte eine weite Verbreitung gefunden und sich offensichtlich in verschiedene Schulen verzweigt. Der Verfasser dieses heiligen Werks muss sich zur Aufgabe gemacht haben, die Grundlagen all dieser Schulen deutlich zu formulieren, zu differenzieren und dadurch Klarheit zu schaffen. Dieses Phänomen kennen wir aus dem Alten Indien von einem ganz anderen Wissensbereich, dem Kamashastra, der Wissenschaft von der Erotik: Das rege Interesse an diesem Spezialgebiet sorgte für ein explosionsartiges Anwachsen der Kenntnisse, was wiederum zur Verwirrung durch Spezialisierung führte und die Gefahr in sich barg, das Grundwissen könnte verloren gehen. In solch einer historischen Situation entstand das Werk *Kamasutra*, das die Grundlagen der Erotik wissenschaftlich zusammenfasste (*Kamasutra*, Buch I, Kap. 1). Ähnliches gilt auch für die *Bhagavad Gita* oder das *Yogasutra*. Mit der Zeit entwickelten sich diese zu Standardwerken auf ihrem jeweiligen Gebiet. Alle anderen Autoren und Werke späterer Zeit bezogen sich auf eine solche Quelle. Diesen Status genießt der Klassiker *Yogasutra* des Gelehrten Patanjali auf dem Gebiet des Yoga.

Die *Bhagavad Gita* stellt verschiedene Arten von Yoga dar, die im damaligen Indien eine große Rolle gespielt haben müssen, obwohl sie konkurrierende Methoden lehrten. Diese Situation hat sich in Indien bis heute nicht geändert, weswegen die *Bhagavad Gita* ihre Relevanz nicht verloren hat. Diese heilige Schrift zeigt dem Leser das gemeinsame Ziel des spirituellen Lebens hinter den verschiedenen Richtungen (s. Kap. 5). Viele Abschnitte darin sind Darstellungen der jeweiligen Schule. Dass alle Richtungen von einem Gott Krishna verkündet werden, deutet auf den Versuch des Autors hin, zu erklären, dass die verschiedenen Arten von Yoga, obwohl sie sich in ihren Methoden unterscheiden, zu demselben Ziel, nämlich zu Gott, führen.

Auch die Puranas, ebenfalls heilige Schriften, eine Mischung aus Mythologie und Historie, scheinen dies zu ihrer Aufgabe gemacht zu haben. Entstanden irgendwann zwischen 1200 v. Chr. und 500 n. Chr. (Mudiganti 2002: 152), stellen sie auch komplexe philosophische Sachverhalte in einfacher Form dar. Bis zu der Zeit dieser Schriften hatte sich der Yoga vollständig mit dem Hinduismus verwoben. Daher geben sie ausführliche Darstellung des Yoga – Metaphysik und Praxis – in allen Varianten wieder.

So schildert der Heilige Suka dem König Parikshit in dem zweiten Buch der *Bhagavata Purana* die gesamte Samkhya-Yoga-Philosophie (s. Kap. 2) in einer allgemein verständlichen Sprache und erläutert ihre verschiedenen Meditationsstufen. Der Heilige erzählt dem todgeweihten König ohne Fachjargon, was Samkhya und Yoga bedeuten: Samkhya die Unterscheidung zwischen dem Selbst (der Seele) und dem Nicht-Selbst, Yoga eine ethische Lebensführung, die zur Säuberung des Bewusstseins führt. Dann erklärt er ihm die Meditationstechnik von Dharana, Dhyana und Samadhi. Dharana (hier: Sammlung des Geistes) ist die Meditation mit der mystischen Silbe *Om*, der Atemübungen vorangehen mit dem Ziel, dass der Geist nicht abgelenkt wird und zur Ruhe kommt. Dhyana, die nächste Stufe, besteht darin, dass sich der Geist ausschließlich auf einen Gegenstand konzentriert. In der letzten Stufe, Samadhi, lösen sich alle Regungen des Geistes auf, er wird eins mit dem Gegenstand der Meditation. Der Heilige Suka erklärt dem König dann auch die Sechs Kraftzentren, die sogenannten Chakren, im Körper des Menschen.

Kapila, der Begründer der Samkhya-Schule, ist eine Figur in der *Bhagavata* (Buch III). Er erklärt seiner wissbegierigen Mutter den Unterschied zwischen der Seele und der Nicht-Seele, der Materie. Für die Seele sei der Körper wie eine Hülse, erzählt er ihr. Dies nicht erkennend, verwechselt sich die Seele mit dem Körper: Das ist die Crux der ganzen Yoga-Philosophie, der Grund aller Miseren. Yoga zeigt den Weg aus dieser Verwechslung der Seele und der Materie namens Körper.

Ein Dialog zwischen Shiva und seinem Sohn Kartikeya in *Brahma Purana* stellt nicht nur die Theorie des Yoga dar, er listet auch siebenundzwanzig der Asanas, der Körperstellungen, auf. Erwähnt werden hier u.a. Lotussitz, Swastika, Löwe, Hahn, Elefant, Schildkröte, Diamantsitz, Tiger und der berühmte Ardha Chandrasana, der «Halbmond». Die Puranas gehen auch ausführlich auf die übersinnlichen Kräfte ein, die Yoga freisetzen soll.

2. Yoga als philosophisches System

Yoga ist eine der neun wichtigen Schulen der indischen Philosophie. Dem klassischen Yoga begegnen wir in erster Linie in dem Sanskrit-Werk *Yogasutra*, den Yoga-Aphorismen des Autors Patanjali, der irgendwann in der Zeit zwischen dem 2. Jahrhundert v. Chr. und dem 3. Jahrhundert n. Chr. lebte. Es ist anzunehmen, dass Patanjali die bis zu seiner Zeit vermutlich diffus verbreiteten Lehrsätze des Yoga in seinen Aphorismen systematisierte.

Gemeinsamkeiten zwischen Yoga und europäischer Philosophie

Nur wenige wissen, dass Yoga ein philosophisches System ist. In einigen Büchern stößt man auf den Ausdruck Psychologie des Yoga, der jedoch dem Yoga nicht gerecht wird. Der klassische Yoga, wie er in Patanjalis *Yogasutra* dargestellt wird, hat auch nur eine geringe Affinität zu Religion – Glaube an einen Schöpfergott oder dessen rituelle Verehrung kommen nicht darin vor. Vielmehr stellt er einen der frühesten Versuche dar, autonom, ohne Hilfeleistung der Religion, zu philosophieren, d. h. den Ursprung und den Sinn der Welt und des Lebens zu ergründen und das Phänomen mystischer Erfahrungen wissenschaftlich zu erklären. Er ist ein ausgeklügeltes philosophisches System mit einer klar formulierten Erkenntnislehre, Wirklichkeitslehre und einer aus diesen beiden resultierenden Reihe von Anweisungen zur Lebensführung, also einer Ethik. Die Frage nach der Beziehung zwischen dem Körper und der Seele – metaphysisch ausgedrückt: der Beziehung zwischen *res extensa* und *res cogitans* – spielt eine wichtige Rolle in der Yoga-Philosophie. Mit eben dieser Frage beschäftigen sich auch europäische Philosophen seit der Antike bis heute – mit unterschiedlichen Antworten. In diesem Zusammenhang macht der Yoga interessante Lösungsvorschläge. Patanjali hier ist ebenso problembewusst wie etwa René Descartes, der Vater der europäischen Philosophie, oder der Phänomenologe Edmund Husserl, in dessen Philosophie Bewusstseinsforschung den zentralen Platz einnimmt. In gewisser Hinsicht erinnern uns die Vorstellungen des Yoga, die das Bewusstsein betreffen, sehr an Husserls transzendentale Phänomenologie. Mit einiger Kühnheit könnte man die Ansicht vertreten, dass Patanjali der erste Phänomenologe weltweit war, und das vor zweitausend Jahren.

Der Yoga positioniert sich zwischen zwei Erkenntnismodellen: zwischen dem «Realismus», der annimmt, die Welt sei so, wie sie uns erscheint, und dem «Rationalismus», der davon ausgeht, dass unser Bewusstsein mittels unserer Wahrnehmungen die Kenntnisse von der Welt erzeugt, ohne jemals wissen zu können, ob die Welt tatsächlich so existiert. In Bezug auf die Metaphysik bezieht Yoga seine Stellung zwischen dem absoluten Materialismus, der die gesamte Wirklichkeit auf die Materie zurückführen will, und dem absoluten Idealismus, der den Ursprung der gesamten Schöpfung in einem immateriellen Geist sieht.

Samkhya und Yoga – warum man philosophiert

Yoga hat seine theoretisch-argumentativen Ergänzungen in einer genauso alten Zwillingsschule der Philosophie: Samkhya. Diese Sanskrit-Bezeichnung hat, wie auch Yoga, mehrere Bedeutungen, wie zum Beispiel «Aufzählung», da es nach dieser Schule vierundzwanzig Kategorien, *tattvas*, der Wirklichkeit gibt; «Analyse», da es den Menschen und die Welt analysiert, und «Krieg», weil es den Körper des Menschen mit einem Kampfwagen auf dem Schlachtfeld vergleicht, seine Sinnesorgane mit den Pferden, die den Wagen ziehen, und sein Bewusstsein mit dem Wagenlenker. Als Gründer der Samkhya-Schule gilt Kapila, der vermutlich vor dem Buddha gelebt hat und zwei Werke über das Samkhya verfasst haben soll, die allerdings nicht überliefert wurden. Die *Samkhya Karika* aus dem 3. Jahrhundert ist die früheste erhaltene Schrift über die Grundlagen dieser Schule. Dessen Verfasser Iswara Krishna erwähnt darin mehrere Samkhya-Lehrmeister, deren Namen und Ideen auch in den Werken anderer Philosophen auftauchen. Dies berechtigt zu der Annahme, dass diese Schule von Kapila gegründet wurde und schon in den ersten christlichen Jahrhunderten auf eine lange Tradition zurückblicken konnte (Sharma 1933: 12).

In der philosophischen Tradition Indiens werden Samkhya und Yoga in einem Atemzug erwähnt, als seien sie ein und dasselbe. So ist mit Yoga in den folgenden Ausführungen auch Samkhya gemeint und umgekehrt.

Während in Europa, zumindest in der Antike, das Staunen der Initialzünder für das Philosophieren ist, sind es in Indien das Leid, die Trauer und die Unzufriedenheit mit sich selbst und der Welt, die den Menschen dazu veranlassen, innezuhalten und nachzudenken. So ist das Philosophieren in Indien eine Analyse der Wirklichkeit und ein Suchen nach dem Ausweg aus den Miseren des Daseins. Deutlich wird dies im Leben des Buddha, und nicht anders ist es im Yoga.

Geplagt von Schmerzen, Kleshas, wie es im *Yogasutra* heißt, oder geschlagen vom Leid, Duhkha, wie in der *Samkhya Karika*, entsteht das Verlangen nach Wissen, und das öffnet den Weg zur philosophischen Betrachtung. Das Leid des Menschen wird nach Yoga und Samkhya je nach Ursache in drei verschiedenen Sphären geortet: Die erste Sphäre ist die von Leib und Seele. In ihr gibt es allerlei Krankheiten, Plagen und dazu noch Triebhaftigkeit, Zorn, Habgier, Verwirrung, Arroganz und Neid – die berühmten sechs inneren «Feinde», dazu andere Sorgen wie Ängste, Kummer, Liebe und Depressionen, die einem Leid bereiten. Die zweite Sphäre ist die Natur mit ihren verschiedenen Elementen und Erscheinungsformen, ihren Tieren, Pflanzen und Naturphänomenen. Die dritte ist die Sphäre unsichtbarer Kräfte – solche wie der astrologische Einfluss der Planeten, böse Geister oder das Schicksal, die in unserem Leben Leid verursachen. Es gilt einerseits, diese drei Sphären, das heißt die Beschaffenheit der Welt und des Menschen, zu verstehen, und anderseits, das Verstehen selbst zu verstehen: den Apparat der

Erkenntnis zu ergründen, um die Natur sowie die Möglichkeiten und Grenzen der Erkenntnis zu begreifen. Yoga-Philosophie setzt sich zunächst genau mit dieser Aufgabe auseinander.

Erkenntnis: Zwischen Materialismus und Idealismus

Die Traditionen Indiens erkennen drei gültige Quellen der Erkenntnis an: 1. die direkte Wahrnehmung durch Sinnesorgane, Pratyaksha, 2. die Schlussfolgerung, Anumana, und 3. Aussagen zuverlässiger Personen, Aptavacana, die wiederum auf intuitiver Offenbarung beruhen.

Die Begründer der materialistischen Schule Altindiens (die Caru vakas, die Süßredenden) hielten nur die Sinneswahrnehmung für eine gültige Quelle der Erkenntnis und lehnten die Schlussfolgerung ab. Sie vertraten die Ansicht, dass diese Welt uns, das heißt unserem Bewusstsein, ebenso erscheint, wie sie ist. Darin steckt jedoch eine gewisse Leichtgläubigkeit, für die man in der europäischen Philosophie die Bezeichnung «(naiver) Realismus» hat. Die indischen Materialisten lehnten die Gültigkeit des Denkens und der Schlussfolgerung ab, da die Erkenntnisse, die man dadurch gewinne, zur Bestätigung letzten Endes die Wahrnehmung benötigten. Damit sei allein die Wahrnehmung die letzte Instanz gültiger Erkenntnis. Ein Beispiel: Man sieht etwas Glitzerndes am Strand und folgert daraus, dass es Silber sein müsse, da das Glitzern in der Erfahrung immer in Verbindung mit Silber steht. Sicher weiß man das aber erst, wenn sich das Silber bei näherer Betrachtung, also Wahrnehmung, bestätigen lässt. Das vorbehaltlose Sich-Verlassen auf die Sinneserfahrung führt den Philosophen zwangsläufig zum Materialismus, da wir in unseren Wahrnehmungen immer wieder auf Materie, auf materielle Dinge stoßen, nicht aber auf Götter, Geister oder Seelen. Also existieren diese in der Sicht der indischen Materialisten nicht. Durch ihre Analyse der Dinge in der Welt ergeben sich für die Materialisten vier Elemente: Erde, Wasser, Feuer und Luft. Dinge seien verschiedene Kombinationen und Permutationen dieser vier Elemente. Indiens andere philosophische Schulen wie auch der Yoga akzeptieren den

Äther (*akasha*) als das fünfte Element. Die Schule der Caru vakas aber nicht, da die Annahme des Äthers als Element auf Spekulationen beruhe, nicht auf Sinneswahrnehmungen.

Die philosophische Schule des absoluten Monismus, genannt Advaita, weist den Unterschied zwischen dem Schöpfer und seiner Schöpfung und seinen Geschöpfen zurück. Daher die Bezeichnung A-dvaita – «nicht-zwei». Er bezieht die gegenteilige Position: Nur Schlussfolgerungen, also Denkprozesse und Reflexionen lassen uns die Wahrheit erkennen, während uns die Sinnesorgane, beeinflusst von Umständen, täuschen können. Bei näherer Betrachtung könnte sich zum Beispiel das erwartete Silber am Strand als eine Muschel entpuppen – also als Täuschung, als Irrtum. Es gibt keinen Verlass auf die Sinnesorgane und somit auf die Wahrnehmung. Daher akzeptiert der Advaita nur das logische und widerspruchslose Denken als gültige Quelle der Wahrheit. Zwar begegnen wir in den Wahrnehmungen immer wieder nur den materiellen Dingen, aber diese sind mehrdeutig und widersprüchlich – mal ist es Silber, mal ist es eine Muschel. Man denkt, es sei eine Schlange und erschreckt sich, während vor uns nur ein Seil liegt. Ebenso findet man in den Wahrnehmungen keine Götter, keine Seelen und auch keine ethischen Werte. Nur im logischen Denken können jedoch die Wahrheit und gewisse Gegenstände erkannt werden. Diese Denkposition heißt Rationalismus. Wie der Realismus in den Materialismus, mündet der Rationalismus in den Idealismus – in die Art von Philosophie, die den Gedanken und Vorstellungen, also letztlich dem Geist Vorrang gegenüber der Materie einräumt. Der Idealismus vertritt die Ansicht, dass wir die Welt dem Geist zu verdanken haben.

Erkenntnistheoretisch positioniert sich Yoga zwischen diesen beiden extremen Lagern und akzeptiert sowohl die Sinneswahrnehmung als auch die Schlussfolgerung als gültige Quellen der Wahrheit (*Samkhya Karika*, Vers 4). Demnach sieht der Erkenntnisapparat des Menschen so aus: Die fünf Sinnesorgane Augen, Ohren, Nase, Zunge und Haut sind wie «Türen», durch die Sinneseindrücke, zum Beispiel von einem in der Außenwelt stehenden Pipal-Baum, «zum» Bewusstsein gelangen. Drei «innere Organe» – der Intellekt, der Verstand und das Ich (Sanskrit *buddhi*, *manas* und *ahamkara*) – sind wie Türhüter. Sie haben die Aufgabe, auf die Sinneseindrücke zu achten und sich mit ihrer Hilfe in Abbildungen der jeweiligen Gegenstände zu verwandeln. Wenn die Augen zum Beispiel den Pipal-Baum sehen, schicken sie visuelle Empfindungen davon an die «inneren Organe». Diese bearbeiten die Informationen und verwandeln sie in eine Abbildung des Baums. Die «inneren Organe» sind somit ein Bestandteil der Abbildung.

So entstehen Bilder, die den Gegenständen in der Außenwelt entsprechen, mit ihnen korrespondieren. Die Erfahrung des Bewusstseins bzw. die Erkenntnis von der Außenwelt erfolgt also immer und ausschließlich vermittels der Abbildungen der «inneren Organe». So vertritt Yoga keinen naiven, sondern einen «kritischen Realismus». Demnach ist der Irrtum oder die Täuschung mit der Diskrepanz zwischen dem Gegenstand in der Außenwelt und dessen Abbildung im Bewusstsein zu erklären. Vom kritischen Realismus geprägt, vertritt Yoga die Position: Die Welt erscheint uns nicht so, wie sie ist. Die Abbildungen, über die wir unseren Zugang zur Welt bekommen, heißen im Yoga Vrittis. Diese sind nicht nur Bilder der Außenwelt, sie können auch Gedanken, Gefühle, Emotionen, also jede Art von Gemütsregung, sein. Im Yoga geht es letztendlich um die Bewältigung dieser Vrittis durch den achtgliedrigen Weg.

Hier sei noch einmal betont: Der Intellekt, der Verstand und das Ich sind keine Bestandteile des Bewusstseins. Es bilden auch nicht die drei zusammen das Bewusstsein. Nein, alle drei liegen im Bereich der Materie! Daher gelten sie im Yoga als Teile des (feinstofflichen) Körpers, als «die inneren Organe» (s. o.). Sie funktionieren bei der Gewinnung von Kenntnissen oder Erfahrungen wie Werkzeuge. Das Bewusstsein, Purusha, ist dagegen rein von jedweder Materie, rein von Prakriti – es liegt außerhalb von ihr.

Der Intellekt, der Verstand, das Ich und die fünf Sinnesorgane bilden zusammen mit den fünf Tatorganen – Mund, Hände, Füße, Geschlechtsorgane, Entleerungsorgane – und den fünf feinstofflichen Elementen (Tanmatras, s. u.) den «feinstofflichen

Körper», Linga Sharira. Wir können die feinstofflichen Elemente, die Vorstufen der grobstofflichen Elemente, nicht mit unseren Sinnesorganen erkennen, auch nicht den feinstofflichen Körper, den es sogar vor der Geburt und nach dem Tod gibt. Der Mensch hat der Yoga-Philosophie zufolge einen feinstofflichen und einen biologischen Körper. Den biologischen Körper, der den Tod nicht überlebt, erzeugen die Eltern, nicht jedoch den feinstofflichen. Er ist der Mikrokosmos des Makrokosmos.

Woher wissen wir, dass es fünf feinstoffliche Elemente gibt, dass es einen feinstofflichen Körper gibt, obwohl wir ihnen in unseren Wahrnehmungen nicht begegnen?

Das Sehvermögen der Augen zum Beispiel wird einerseits von den Umständen beeinflusst, etwa von der Gesundheit des Menschen oder den Lichtverhältnissen etc. Anderseits gibt es Dinge wie den feinstofflichen Körper, abstrakte Prinzipien oder ideelle Werte, die außerhalb ihrer Fähigkeit liegen. Die Augen können zum Beispiel den Pipal-Baum wahrnehmen, auch den Schatten, den er auf die Straße wirft, und die Menschen, die sich in seinem Schatten aufhalten. Sie können jedoch nicht den Stoffwechsel im Baum wahrnehmen, auch nicht, dass der Pipal-Baum am Straßenrand einen gewissen Zweck – in der Mittagssonne Menschen Schatten und Erholung zu spenden – erfüllt. Den Stoffwechsel oder den Zweck kann nur das Denken erschließen. Dass es hinter jedem Gegenstand und jedem Phänomen, ja hinter der ganzen Welt einen Zweck gebe, ist eine Grundannahme der Yoga-Philosophie.

Nach dieser Annahme sind die Sinnesorgane nur fähig, solche Gegenstände wahrzunehmen, die aus den fünf grobstofflichen Elementen Erde, Wasser, Feuer, Luft und Äther (*akasha*) bestehen. Unsere sichtbare Welt ist verschiedenen Kombinationen und Permutationen dieser fünf grobstofflichen Elemente zu verdanken, die sich wiederum aus den fünf feinstofflichen Elementen, aus den Tanmatras, entwickelt haben, selbst wenn wir sie nicht wahrnehmen können.

Mit den Sinnesorganen allein kommt also der Philosoph nicht weiter. Er benötigt auch die zweite Erkenntnisquelle, das Denken, die damit verbundene Schlussfolgerung und ferner die Aussagen zuverlässiger Personen, die ihre Erkenntnisse in intuitiven Offenbarungen gewonnen haben.

Mithilfe der Schlussfolgerung verfolgt die Yoga-Philosophie die Entwicklung der Welt sukzessive auf alle ihre Vorstufen zurück. Durch die Analyse der wahrnehmbaren Gegenstände gelangt sie zu den fünf Elementen, macht bei ihnen jedoch – anders als die altindischen Materialisten – nicht Halt. Sie verfolgt sie weiter zurück auf ihre jeweilige Vorstufe und erschließt so die fünf Tanmatras – die feinstofflichen Elemente. Auch bei diesen Proto-Elementen bleibt Samkhya-Yoga nicht stehen, sondern arbeitet sich weiter zurück in alle Vorstufen der Weltentwicklung und kommt zum Schluss auf den Urstoff Prakriti.

Urstoff und Bewusstsein: Pakriti und Purusha

Prakriti als «Urstoff» zu bezeichnen, ist eine Verlegenheitslösung. Während jeder Stoff irgendwelche wahrnehmbaren Merkmale zeigt, wie zum Beispiel das Wasser die Nässe, und sich beschreiben lässt, ist das bei Prakriti nicht möglich.

Der Sanskrit-Begriff *prakriti* bedeutet «Natur», «ursprünglicher Zustand» oder eben «Urstoff». In Anlehnung an Aristoteles kann man sie als die erste Stoffursache der Schöpfung bezeichnen. In ihrem ursprünglichen Zustand ist sie «nicht manifest» und «undifferenziert». Sie ist allgegenwärtig und besteht aus keinen erkennbaren Teilen. In diesem allerersten Zustand ist Prakriti in Sanskrit *a-vyakta*, was ich als «das Unausgedrückte» übersetzen würde. Erst durch ihre Entwicklung oder Entfaltung (Parinama) in die vielfältige Welt wird sie erfahrbar oder sichtbar – *vyakta*. Und erst wenn sie sich entwickelt und ihr ursprünglicher Zustand sich verändert, werden die Formen und Gegenstände sichtbar, die in ihr immer verborgen lagen. In Prakriti schlummern alle späteren Entwicklungen bis hinein in die letzten Details der uns sichtbaren Welt mit ihrer Vielfalt. Mit jeder Stufe der Entwicklung werden die verschiedenen Kategorien, *tattvas*, nur manifest und wirksam.

Im Übrigen ist es nicht möglich, Prakriti vor ihrer Entfaltung zu beschreiben. Schon sie einen Urstoff zu nennen ist, wie ge-

sagt, eine Verlegenheitslösung, da ein Stoff irgendwelche wahrnehmbaren Merkmale haben muss, was man von der Prakriti
nicht behaupten kann. Sie ist die absolute und reine Potenziali-
tät, die in sich alle möglichen Aktualisierungen birgt – die ganze
Welt mit ihrer Vielfalt ist in Keimform in ihr vorhanden. Anders
ausgedrückt ist sie die erste und einzige Stoffursache der Welt
und enthält als solche alle späteren und möglichen Gegenstände
und deren Formen.

Wenn sich eine Blüte aus einer Knospe entfaltet, so war die
Blüte in einer Keimform vorher in der Knospe vorhanden, also
existent. Insofern ist die Knospe die Ursache der Blüte und
die Blüte ihre Wirkung. Die Knospe und die Blüte sind kausal
miteinander verbunden. Wenn es diese Verbindung nicht gäbe,
könnte sich keine Blüte aus der Knospe entwickeln – oder es
könnte irgendetwas Anderes, eine Raupe zum Beispiel, aus ihr
hervorgehen. Mehr noch: Die Knospe ist nicht nur die Ursache
der Blüte; es gibt auch eine notwendige Verbindung zwischen
den beiden.

Die Knospe wiederum entwickelt sich aus der Pflanze, die
wiederum aus dem Samen hervorgeht. So kann man sie schritt-
weise auf den Samen zurückführen. Dies bedeutet: In der ersten
Ursache «Same» waren alle späteren Wirkungen – die Pflanze,
die Äste, die Blätter, die Knospen und die Blüten – vorhanden. So sind auch in dem Urstoff Prakriti alle späteren Entwicklungen der Welt angelegt. Diese Kausalitätslehre der Yoga-
Philosophie nennt sich *satkaryavada* – «das Vorhandensein der
Wirkung in der Ursache» (*Samkhya Karika*, Vers 9).

Wenn etwas entsteht, sind daran vier verschiedene Ursachen
beteiligt, heißt es in der europäischen Philosophie, bei Aristoteles. Ist es das Wirken dieser vier Ursachen, wenn die Welt aus
Prakriti entsteht? Wie wir bereits gesehen haben, ist Prakriti die
Stoffursache dieser Welt. In Anlehnung an Aristoteles kann man
meinen, dass sie außerdem Form- und Antriebsursache in einem
ist. In ihr liegen alle möglichen Formen, die die Dinge der Welt
bei der Entwicklung annehmen. Wenn aus diesem Urstoff einerseits Berge, Flüsse, Erde, Planeten, sogar Galaxien und anderseits Menschen, Pflanzen, Tiere, Insekten oder Bakterien entste-

hen, so sind diese auf die Formen zurückzuführen, die in der Prakriti immer, von Anfang an, vorhanden waren. Also ist sie auch die Formursache.

Die Antriebsursache erklärt die Kräfte oder «Agenzien», die die Veränderungen des Stoffes verursachen, womit aus dem einen Ding etwas anderes entsteht. Die Antriebsursache wäre zum Beispiel der Bildhauer, der durch Meißeln aus einem Stein eine Statue herstellt. Wir können fragen, was treibt Prakriti und damit ihre gesamte Entwicklung voran? Den meisten Religionen zufolge ist Gott als Schöpfer die Antriebsursache für die Welt. Er ist Schöpfergott. Bei der Erklärung der Schöpfung macht die Yoga-Philosophie aber keinen Gebrauch von Gott, womit auch akademische Argumente bzw. Beweise für seine Existenz hinfällig werden. Die Kraft, die die Entwicklung der Prakriti vorantreibt, die diese Welt entstehen lässt, also die Antriebsursache, wohnt der Prakriti inne. Prakriti bekommt sie nicht von einer externen Instanz wie Gott. Dieser Sachverhalt heißt in Sanskrit *prasava-dharmi* – zeugungsfähig dem Wesen nach (*Samkhya Karika*, Vers 11).

Yoga zufolge ist der Urstoff Prakriti dynamisch. Sie besteht aus drei Faktoren (Gunas) – Sattva, Rajas und Tamas –, die auch als drei Kräfte oder Eigenschaften verstanden werden können. Diese sind vergleichbar mit drei Strängen eines Seils und machen Prakriti und ihre Produkte zu dem, was sie sind. Genau genommen gehören zu diesen nicht nur die Naturerscheinungen wie Berge und Flüsse oder Sterne, sondern auch der Mensch. Daher werden einerseits die Eigenschaften der Dinge in der Natur und anderseits Leib und Seele des Menschen von den drei Faktoren bestimmt.

Unter anderem ist Sattva der Faktor der Intelligenz, Rajas der Faktor der Energie und Tamas der der Masse. Jeder Gegenstand in der Welt besteht aus diesen drei Faktoren und zeigt ihre jeweils charakteristischen Eigenschaften. Selbst unsere Psyche und unsere Gedanken sind davon nicht ausgenommen. Dies wird deutlich, wenn wir irgendeinen beliebigen Gegenstand betrachten. Dabei stoßen wir auf diese drei Eigenschaften der Prakriti, da er aus ihr hervorgegangen ist.

Ein Gegenstand zeigt sich uns, lässt sich erkennen, er ist erhellend, bereitet uns Freude, weil Sattva, hier: Güte, an seiner Beschaffenheit beteiligt ist. Sattva ist auch das Prinzip der Leichtigkeit, Freude, Stille und des Lichts (*Samkhya Karika*, Vers 23).

Ein Gegenstand zieht unsere Aufmerksamkeit auf sich, macht uns erkenntnismäßig unruhig, weist auf einen Wissensmangel in uns hin, ohne den wir uns dem Gegenstand nicht zuwenden würden. Für diese Eigenschaft ist der Faktor Rajas (Sanskrit auch für Leidenschaft) zuständig. Er ist beweglich und bewegend. Allgemein erzeugt er Aufregung, Unzufriedenheit, Leid und Antrieb sowohl in den Menschen als auch in den Gegenständen. Aufgrund von Rajas verbreitet sich das Feuer, der Wind weht, die Sinnesorgane richten sich auf ihre jeweiligen Gegenstände hin aus, und der Mensch wird ruhelos.

Trotz unserer Bemühung lässt sich ein Gegenstand nicht restlos erkennen. Einige Aspekte bleiben im Dunkel verborgen, als ob er sich unserer Bemühung widersetzen wollte. Denn der dritte Faktor, Tamas (Sanskrit auch für Finsternis), in dem Gegenstand sorgt dafür, dass er sich uns nicht ganz zeigt und sich nicht restlos erkennen lässt. Tamas ist das Prinzip der Schwere, das Verbergende, sich der Erkenntnis entziehende. Sein Einfluss auf das Gehirn ist abstumpfend und erzeugt Ignoranz, Gleichgültigkeit, Schlaf und Trägheit. Unter seinem Einfluss ist der Mensch verblendet und verwirrt.

Sattva, Rajas und Tamas spielen eine zentrale Rolle auch in der traditionellen indischen Heilkunst, im Ayurveda, und zwar bei der Bestimmung der Eigenschaften von Nahrungs- und Heilmitteln sowie von Menschentypen.

Die dynamische, sich entwickelnde Prakriti trägt die Stoff-, Form- und Antriebsursachen in sich, und diese werden im Laufe ihrer Geschichte kontinuierlich wirksam. Hat nun die ganze Entwicklung der Prakriti einen Sinn – gibt es also, um mit Aristoteles zu reden, eine Zweckursache?

Die richtungweisende, der gesamten Entwicklung Orientierung gebende Zweckursache liegt außerhalb der Prakriti. Diese ist der Purusha, nach der Yoga-Philosophie das reine Bewusstsein. Um Purusha willen entwickelt sich Prakriti, also ist er das

Ziel der ganzen fortschreitenden Entfaltung der Prakriti. Diese Schule lehrt, dass die gesamte Wirklichkeit mit Purusha und Prakriti zu erklären sei: Ihre Metaphysik besteht nur aus diesen zwei Grundsubstanzen – dem Bewusstsein und der Materie.

Noch einmal zusammenfassend: Prakriti besteht aus drei Substanzen, ist dynamisch und dennoch undifferenziert; aus ihr geht die Welt hervor. Sie ist das unbeseelte Objekt aller Erfahrungen. Der Zweck ihrer Entwicklung liegt außerhalb von ihr.

Das Gegenteil von all dem ist nun der Purusha, das reine Bewusstsein. Purusha entwickelt sich nicht aus etwas anderem; er besteht nicht aus Teilen, er erzeugt nichts, verursacht nichts, er verändert sich nicht, insofern ist er unbeweglich – *sthanu*. Man denke an Aristoteles' unbewegten Beweger! Anders als die Prakriti ist er das reine Bewusstsein, das Subjekt aller Erfahrungen. So ist er bloß der Zeuge, der passive Beobachter des Weltgeschehens. Nach der Lehre des Yoga gibt es eine Vielzahl von Purushas – von «Bewusstseinen».

Yoga macht Gebrauch von der Zweckursache und argumentiert, Prakriti orientiere sich bei ihrer gesamten Entwicklung an Purusha. Als habe sie die Absicht, sich seinetwegen zu entfalten, um ihm Erfahrungen zu ermöglichen (*Samkhya Karika*, Vers 17) – wie eine Pflanze durch die Farben ihrer Blüten oder den Geschmack ihrer Früchte für das Wohl der Schmetterlinge und der Vögel. Das reine Bewusstsein, Purusha, transzendiert die Materie Prakriti und die damit verbundenen empirischen Erfahrungen. Purusha ist vergleichbar mit der *res cogitans* bei Descartes, Prakriti mit der *res extensa*. Beide sind sich wesensfremd, haben nichts miteinander zu tun. Dennoch sind sie voneinander abhängig. Um dies zu verstehen, müssen wir die vielschichtige Entwicklungsgeschichte der Prakriti in einzelnen Schritten betrachten.

Die Evolutionslehre des Yoga

In ihrem ursprünglichen Zustand herrscht in der dynamischen Prakriti, das heißt zwischen ihren drei Kräften Sattva, Rajas und Tamas, ein Gleichgewicht. Dabei ist es so, als würde sie sich selbst «produzieren». Wird das Gleichgewicht einmal gestört, so kommt die Entwicklung der Prakriti ins Rollen und dann entstehen Schritt für Schritt verschiedene kosmische Produkte, Tattvas. Bei der Entstehung jedes Tattva versucht eine der drei Kräfte in der Prakriti dominant zu werden und die anderen beiden zu verdrängen; sie selbst wird wiederum von den anderen Kräften verdrängt. So vermischen sich die drei Faktoren in verschiedenen Proportionen, und jedes Mal geht ein neues Produkt, ein neues Tattva daraus hervor. Es ist dabei zu beachten, dass die Entwicklung von feinen, abstrakten Produkten zu immer konkreteren und gröberen fortschreitet. Diese Tendenz wird uns verständlich, wenn wir der oben erwähnten Grundannahme der Yoga-Philosophie folgen, dass Prakriti sich zu dem Zweck entwickelt, Purusha Erfahrungen zu bereiten.

Bei der ersten Störung des Gleichgewichts in Prakriti gewinnt Sattva die Oberhand. So entsteht Buddhi, eine Art makrokosmischer Intellekt, der «Weltintellekt», das erste Produkt der Evolution. Aus ihm gehen alle späteren Kategorien hervor. Auf der Ebene des feinstofflichen Körpers, des Mikrokosmos, gibt es den individuellen «Intellekt», der sich an dem kosmischen beteiligt. In beiden ist der Intelligenz-Stoff Sattva dominant. Der Intellekt vertritt das Prinzip des Willens, der Kenntnis, Pflicht, Entsagung und Selbstbeherrschung, aber auch Tugenden wie Gewaltlosigkeit, Freundlichkeit oder Nächstenliebe.

Bald wird Sattva von anderen Kräften verdrängt. Wenn Rajas dominant wird, entsteht das Ich, *ahamkara*. Das Ich ist für die Selbstbehauptung, die Ich-Bezogenheit und für das Gefühl von «mein» zuständig. Wie der Intellekt hat auch das Ich sein Pendant im feinstofflichen Körper. Seinetwegen betrachten wir uns als Besitzer von Eigentum, als Urheber unserer Handlungen, was schädlich für den spirituellen Fortschritt ist.

Wenn Sattva den Kampf um die Vorherrschaft im Ich gewinnt, entstehen elf weitere Kategorien. Eine von ihnen ist das dritte «innere Organ», *manas*, was sich mit einem gewissen Risiko als «Verstand» übersetzen lässt. Der Verstand hat sowohl die Funktion, Sinneseindrücke in Vorstellungen umzusetzen, als auch jene, die Willensentschlüsse an die Tatorgane zur Umsetzung weiterzuleiten. So ist der Verstand wie eine Brücke zwischen der Außenwelt und dem Intellekt.

Unter der Dominanz des Sattva im Ich entwickeln sich auch einerseits die fünf Sinnesorgane – Augen, Ohren, Nase, Zunge und Haut –, andererseits die fünf Tatorgane – Hände, Füße, Mund (Sprechorgan), Genitalien und das Entleerungsorgan Anus. Die drei «inneren Organe» – der Intellekt, das Ich und der Verstand – dienen zusammen mit den Sinnes- und Tatorganen dem Bewusstsein, sollen ihm Erfahrungen ermöglichen und sich zu diesem Zweck aus der Prakriti entwickeln. Somit ist die Reihenfolge der Entwicklung verständlich: Das Bewusstsein braucht als Allererstes den Intellekt, dann das Ich und den Verstand, ebenso die Sinnesorgane und dann die Tatorgane, um Erfahrungen machen zu können. Die Sinnes- und Tatorgane sind jedoch nicht als Körperteile zu verstehen. Sie sind vielmehr die unsichtbaren Kräfte, Shakti, hinter den Funktionen der jeweiligen Organe.

Wird der Faktor Tamas im Ich dominant, so ergeben sich daraus die fünf feinstofflichen Elemente, die sogenannten Tanmatras, die wir schon als die Vorstufen zu den wahrnehmbaren grobstofflichen fünf Elementen kennengelernt haben. Dem Vermögen eines jeden Sinnesorgans entspricht jeweils ein Tanmatra. So gibt es Laut-, Tast-, Farb-, Geschmacks- und Geruchs-Tanmatras. Wenn sich die feinstofflichen Elemente in bestimmter Reihenfolge vermischen, entstehen die grobstofflichen Elemente. So geht aus dem Laut-Tanmatra das grobstoffliche Element Äther, Akasha, mit seiner Wesenseigenschaft Laut-Erlebnis hervor. Aus einer Mischung aus dem Laut- und dem Tast-Tanmatra entsteht die Luft mit den Eigenschaften Laut- und Tasterlebnis. Aus Tast-, Laut- und Farb-Tanmatra entsteht das Feuer mit den Eigenschaften von Laut-, Tast- und Farberlebnis. Wenn sich das Geschmacks-Tanmatra mit diesen vermischt, entsteht Wasser mit den Eigenschaften von Geschmacks-, Laut-, Tast- und Farberlebnis. Wenn sich der Geruchs-Tanmatra mit diesen allen vermischt, kommt die Erde zustande, und sie hat die Eigenschaften von Laut-, Tast-, Farb-, Geschmacks- und Geruchserlebnis.

So gesehen, könnte man die Tanmatras als ein Bindeglied zwischen dem Vermögen der Sinnesorgane und den grobstofflichen Elementen verstehen. Mit der Entstehung der Tanmatras ist das letzte Brückenstück zwischen dem Bewusstsein und der Welt der Dinge und somit die primäre Entwicklung der Prakriti abgeschlossen.

Warum und auf welche Weise die Yoga-Philosophie zu diesem Schema der Entstehung von fünf Elementen gelangt ist, wissen wir nicht. An Stellen wie dieser, wo das Denken nicht weiterkommt, verlassen sich die indischen Philosophen auf die Aussagen (*aptavacana*) von «Sehern». Möglicherweise werden hier Wahrnehmung und Schlussfolgerung beiseite geschoben, und an ihre Stelle tritt die dritte Erkenntnisquelle Intuition, die in tiefer Meditation zustande kommt. Wesentlich für Yoga ist, dass die Entstehung der Elemente aus den feinstofflichen Vorstufen keine Schlüsselrolle in der gesamten Metaphysik spielt. Sie vervollständigt nur den starken idealistischen Charakter eines sonst sehr materialistischen Denksystems: Aus dem Urstoff entstehen nicht zu allererst die fünf Elemente, sondern der «Weltintellekt» mit der Prädominanz des Intelligenz-Stoffes Sattva. Die sichtbare materielle Welt mit den fünf Elementen steht ganz am Ende der Evolution! Sie entsteht gewissermaßen über mehrere Schritte aus einer Materie, die so abstrakt ist wie der Geist.

Die feinstofflichen Elemente spielen dennoch eine bedeutende Rolle in der Yoga-Praxis, etwa bei der Erklärung übersinnlicher Kräfte wie Hellsehen, Hellhören, Levitation etc. Daher muss man rückschließend annehmen, dass dem Schema der Entwicklung fein- und grobstofflicher Elemente gewisse Erfahrungen zugrunde liegen.

Mit der Entstehung der fünf grobstofflichen Elemente beginnt die «sekundäre Evolution», wobei die Welt unserer Erfahrungen mit ihrer Vielfalt zustande kommt. Damit ist Prakriti vollständig in der Lage, Purusha Erfahrungen zu bieten. Durch die Entwicklung der Prakriti ist einerseits der Erkenntnisapparat entstanden, andererseits die materielle Welt als Objekt der Erfahrungen.

Dadurch, dass der Intelligenz-Stoff Sattva im Weltintellekt Buddhi überwiegt, gibt es eine Affinität zwischen Purusha und Prakriti. Aufgrund von Sattva ist Purusha in der Lage, Buddhi zu durchleuchten, sie teilweise unter seinen Einfluss zu bringen, wodurch ihm die Erfahrungen aus dem Bereich der Materie zugänglich werden. Der Purusha wäre hier vergleichbar mit einem Magneten, der ein Stück Eisen magnetisiert. Dabei gerät das reine Bewusstsein Purusha umgekehrt unter den Einfluss der Materie.

Darin liegt die Tragödie.

Wesentlich in dieser Entwicklungslehre ist: Prakriti mag sich entwickeln, wie sie möchte, rückwärts oder vorwärts. Niemals kann aus ihr aber das Bewusstsein entstehen – etwas Wesensfremdes kann sich niemals aus ihr entwickeln: Materie bleibt Materie.

Der Blinde und der Lahme oder Die große Illusion

Mit einem Gleichnis verdeutlicht Yoga das Verhältnis zwischen Purusha und Prakriti: Die bewegliche Prakriti ist wie ein Blinder in einem Dickicht, der zwar gehen, aber nicht sehen kann. Der Purusha ist wie ein Gehbehinderter, der zwar sehen, aber nicht gehen kann. Der Lahme setzt sich auf die Schultern des Blinden und führt die beiden aus dem Dickicht hinaus. Gemeint ist damit, die Weltgeschichte sei als eine Zusammenarbeit zwischen Purusha und Prakriti zu verstehen. Somit wäre auch die Yoga-Philosophie in der Lage, die Frage über das Leid zu beantworten.

Das Gleichnis von dem Lahmen und dem Blinden erklärt, wie die Welt funktioniert. Es ist aber mit Vorsicht zu genießen, weil es uns auf ein wesentliches Problem in der Philosophie aufmerksam macht. Indische wie europäische Philosophen arbeiten mit der Prämisse, dass zwei wesensfremde Dinge nicht miteinander in Berührung kommen können. Also gilt das auch für das reine Bewusstsein Purusha und die Materie Prakriti. Man erinnere sich hier der denkenden Substanz, Seele, und der ausgedehnten Substanz, Materie, von Descartes! Diese seien sich so wesensfremd, dass sie unmöglich Kontakt zueinander haben könnten.

Dennoch stellen wir tagein, tagaus fest, dass der Körper (Materie) die Befehle der Seele (Bewusstsein) ausführt. Hier scheint das eine auf das andere zu wirken, also doch in Kontakt zu kommen. Unsere Erfahrung widerspricht allem Anschein nach der philosophischen Prämisse. Wir lesen auch in religiösen Schriften, dass Gott, das reine Bewusstsein, auf die Materie wirkt und die Welt erschafft. So stehen einige Philosophen und ihre Denkkonstrukte vor einem unlösbaren Problem. Ihre Lösungsversuche fallen unterschiedlich, aus der Sicht des Yoga teilweise seltsam aus.

Die Yoga-Philosophie bietet eine elegantere Lösung dieses «Berührungsproblems». Sie sagt: Eigentlich gibt es keine Berührung zwischen den beiden.

Bei seinen Erfahrungen von der Welt lässt sich der transzendentale Purusha aufgrund des Intellekts, der in der Prakriti vorhanden ist, auf die Ebene der Materie herab, verstrickt sich zu sehr in ihr. Er verliert – oder vergisst – seine wahre, von der Materie unbeschmutzte Natur, weiß nicht mehr, dass er eigentlich frei von jeder empirischen Erfahrung ist, dass es ihn schon gegeben haben müsste, bevor er seinen Körper wahrnahm: Theoretisch müsste es erst den Wahrnehmenden geben, bevor es die Wahrnehmung gibt. Es kommt zu einer Verwechslung zwischen ihm als reinem Bewusstsein und den Produkten der Prakriti, die er erfährt. Dadurch, dass er sich mit dem Körper identifiziert, unterliegt er der Illusion, er sei der Körper, ein Mann oder eine Frau, und er sei jung, alt, krank oder gesund. Er identifiziert sich mit den Dingen der Natur, schließlich mit der Materie, mit seinem Besitz – und ist um ihn besorgt. Demzufolge erlebt er sich als Teil der Materie, die Veränderungen ausgesetzt ist, und verliert den Blick auf das Ewige und das Wahre. Er gerät in den Strudel der Welt. Das ganze Leid des Menschen, das wir anfangs auf drei Ebenen geortet haben, ist schließlich auf diese Verwechslung, Unkenntnis oder Illusion zurückzuführen. Sartre nennt diesen Zustand des Bewusstseins Transdeszendenz – das Gegenteil von Transzendenz.

Die Lösung für alle Miseren des Daseins liegt in der Überwindung der Prakriti mit ihren drei Kräften, den Gunas. Wie

«Stränge» binden diese Kräfte den Purusha an die materielle Welt. Dass Purusha von dieser Bindung frei wird und wieder zu seiner ursprünglichen Reinheit gelangt, ist die Lösung und die Aufgabe der Yoga-Praxis.

Sowohl der Glaube an eine Bindung an die Materie als auch der an eine Erlösung ist streng betrachtet eine Illusion. Da sich das reine Bewusstsein Purusha mit der Materie nicht verbinden kann, da sie wesensfremd sind, gibt es auch keine Bindung. «Er war nie gebunden, noch wird er erlöst. Auch nicht wiedergeboren wird er sein» (*Samkhya Karika*, Vers 62). Die eigentliche Erlösung liegt in der Beseitigung der Ignoranz, in der befreienden richtigen Erkenntnis, also in der Überwindung der großen Illusion durch Erkenntnis – durch die Rückbesinnung auf die eigene wahre Natur. Diese erkenntnismäßige Aufgabe kann man *nur* metaphorisch eine Erlösung oder Befreiung nennen, weil der Purusha sich durch die Erlösung nicht verändert, ihm nichts Neues zustößt. Er hat nur einen Einblick in seine wahre, ursprüngliche Natur gewonnen.

Das Gleichnis von dem Lahmen und dem Blinden hinkt ein wenig. Passender ist ein anderes: Purusha ist wie ein Tropfen Wasser auf dem Lotusblatt: Der Tropfen steht zwar auf dem Blatt, aber eine wahre Berührung zwischen den beiden gibt es nicht.

3. Die philosophische Praxis

Die philosophische Praxis von Samkhya und Yoga beschäftigt sich unter anderem mit der Einsicht in die wahre Natur des Menschen. Dabei werden zwei Unterschiede zwischen den beiden Schulen sichtbar. Während sich die Samkhya-Philosophie zum größten Teil mit den philosophischen Fundamenten auseinandersetzt und eine geistige Landkarte anfertigt, wendet sich die Yoga-Schule von Patanjali der Frage zu, wie und unter welchen Umständen sich die theoretischen Kenntnisse, die man durch logisches Denken, durch Schlussfolgerung und Intuition gewonnen hat, bewahrheiten lassen, ob sie überhaupt zu einer Erfahrung gemacht werden können, ohne welche die Behauptungen der Philosophie leere Worthülsen blieben.

Nach der Philosophie beider Schulen gibt es, wie bereits erwähnt, eine Vielzahl von Purushas. Erlösung von Materie ist keine kollektive, sondern eine individuelle Angelegenheit eines jeden Purusha. Jeder muss für sich das Schauspiel der Prakriti ansehen und durch Meditation einen Einblick in die wahre Natur der Dinge, seines Körpers und der Seele gewinnen. Der 64. Vers in *Samkhya Karika* erklärt: Durch die Meditation gewinnt der Mensch das Unterscheidungsvermögen, welches ihn wiederum lehrt, was er eigentlich ist und was alles er nicht ist: Er ist nicht das Ich, nichts ist seins, auch nicht all die Erfahrungen, die ihm Prakriti bereitet hat.

Die Folge von Purushas Erlösung, von der falschen Identifikation mit dem Körper, durch Selbsterkenntnis bedeutet nicht unbedingt den Tod. Auch nach der Erlösung besteht eine lockere Bindung zwischen dem reinen Bewusstsein, Purusha, und dem Körper, also der Prakriti, bis der natürliche Tod eintritt. Es ist vergleichbar mit dem Töpferrad, das sich weiterdreht, auch wenn der Töpfer aufhört, es anzutreiben. Es versteht sich aus denselben Gründen, dass nicht jeder natürliche Tod die Erlösung bedeutet. Zwar stirbt der grobstoffliche Körper, aber Purushas Verstrickung in den feinstofflichen Körper, Linga Sharira, den Träger der Erfahrungen, bleibt bestehen und überträgt sich mit allen angesammelten Eindrücken, die Karma heißen, in das nächste Leben. Das geschieht so oft, bis die richtige Erkenntnis die Illusion aufhebt, und zwar auf der Ebene der Erfahrung, nicht auf der der bloßen Theorie.

Die Samkhya-Schule macht keine Angaben darüber, wie das spirituelle Phänomen zu verstehen ist, wie diese Meditation zu gestalten ist und unter welchen Umständen das Unterfangen erfolgreich werden könnte. Dies macht sich das *Yogasutra* von Patanjali zur Aufgabe. Es ist eine wissenschaftliche Studie darüber, wie wir meditieren, worauf wir dabei achten sollen und welche Ergebnisse davon zu erwarten sind.

Das *Yogasutra* und der achtgliedrige Erlösungsweg

Yogasutra. In vier Abschnitten enthält das *Yogasutra* insgesamt 195 Aphorismen. Jeder Abschnitt hat eine Überschrift, die auf ein Hauptthema des Yoga hinweist. So heißt der erste Abschnitt «Samadhi», Trance; der zweite «Sadhana», spirituelle Arbeit; der dritte «Vibhuti», übersinnliche Kräfte; und der vierte «Kaivalya», die Erlösung. Trotz dieser Überschriften dürfen wir nicht alle Gedanken zu einem Themenkreis in nur einem Abschnitt erwarten. Sie sind über das ganze Werk verstreut.

Da das Ziel des klassischen Yoga die Wiederherstellung der verloren gegangenen Reinheit des Purusha, die Loslösung von Prakriti, der Materie, ist, erscheint die gemeinhin angenommene Wortbedeutung des Yoga als «Verbindung» oder «Joch», zum Beispiel als Verbindung zwischen Mensch und Gott, hier nicht passend. Das erkannte Bhoja, der Kommentator des *Yogasutra*, bereits im 11. Jahrhundert. Die Bindung zwischen Purusha und Prakriti ist die Illusion, das Unglück und der Grund aller Miseren. Also ist es etwas, das es zu überwinden gilt. Daher ist die erste Wortwurzel von Yoga *yuj* mit der Bedeutung «Konzentration» passender (siehe S. 7 f.).

Patanjali benennt zu Beginn seines Werks deutlich, was das

Ziel des Yoga ist: die Herrschaft über den Erkenntnisapparat, also über die drei «inneren Organe» – den Intellekt, das Ich und den Verstand mit ihren Inhalten. Von Natur aus verändert sich der Erkenntnisapparat unentwegt und erzeugt Vrittis: Bilder der Gegenstände, wenn wir sie wahrnehmen, Gedanken, wenn wir denken, Wünsche, Absichten, Entschlüsse, Gefühle und Emotionen mit ihrem Inhalt. Sogar Schlaf und Träume sind nichts anderes als die Verwandlungen der drei «inneren Organe». Diese wiederum sind nichts anderes als Materie, Prakriti. Hierbei erweist sich Yoga als eine kompromisslose materialistische Philosophie. Viele ideelle Erfahrungen und Werte wie Liebe, Freundschaft, Ehrlichkeit, Freude an Lebensleistungen oder Stolz darauf sowie die gesamte Ästhetik fallen in den Bereich der Materie. Streng genommen können sie daher mit der wahren Natur des Menschen nichts zu tun haben. Sie sind nur Illusionen mit ihrem Ursprung in der oben beschriebenen Verwechslung zwischen Purusha und Prakriti, also in einem Irrtum.

Vrittis vernebeln den klaren Blick des Purusha und verwischen den Unterschied zwischen dem reinen Bewusstsein und dem Erkenntnisapparat, verursachen Verwirrung, Illusion, die zu Leid führt. Patanjali definiert nun Yoga als Beherrschung der Vrittis (*chitta vritti nirodha*): Man herrscht über den Erkenntnisapparat und dessen Emsigkeit, um in ihm Stille herzustellen. In der Stille kann Purusha seine wahre Natur erkennen. Also meint dieser Aphorismus: Yoga ist Selbsterkenntnis in der Stille.

Dazu benötigt man einen Blickwechsel, einen Abstand zum eigenen Leben und eine Umkehrung der bisherigen Werte in Bezug auf das Besitztum und den eigenen Körper. Dies führt zu Selbstbeherrschung und zur Freiheit von Wünschen, so verspricht es das *Yogasutra*. Den Abstand zu bisherigen Werten und deren Umwertung kann man nicht von heute auf morgen erlangen, sondern nur über jahrelange spirituelle Arbeit, Sadhana. Es setzt einen langen Lebensprozess voraus. Yoga üben heißt schließlich, durch Übung die Werte und das eigene Bild radikal zu verändern.

Zu diesem Zweck schlägt Yoga eine achtsame Lebensführung vor, die vom achtgliedrigen Weg (*ashtanga marga*) geprägt ist.

Er umfasst bestimmte Grundwerte sowie körperliche und geistige Übungen. Dieser Weg unterstützt und perfektioniert die Meditation und lässt dadurch den Menschen seine eigene Natur erkennen. Den klassischen Yoga zu verstehen bedeutet, die Bestandteile des achtgliedrigen Wegs und deren Wirkung zu verstehen.

An erster Stelle stehen zwei Fünfergruppen aus Verboten (1. Yama) und Geboten (2. Niyama) – das erste und das zweite Glied des Heilswegs.

Das erste Glied. Der Verzicht auf Gewalt, Lüge, Diebstahl, Sexualität, Annahme und Besitz von Geschenken sind die ersten fünf Verbote, Yamas. Sie gelten als «die fünf großen Gelübde», Vratas. Sie wirken zunächst einfältig, ja seltsam. Dass sie mit der Meditation irgendetwas zu tun haben könnten, lassen sie nicht erahnen. Man sollte jedoch nicht vergessen, dass sie schließlich dem Ziel dienen, den Geist zur Ruhe zu bringen.

Gewalt ruft Gewalt hervor, um ein einfaches Beispiel zu nennen. Gewalt bedeutet eine Verwandlung des Geistes, eine starke Vritti. Dass der Verzicht auf Gewalt Frieden erzeugt, ist eine natürliche Erwartung und sogar eine Beobachtung. Yoga (II. 35) hält fest, dass die Einhaltung von Gewaltlosigkeit (*ahimsa*) eine magische Kraft erzeugt. In der Nähe eines Menschen, der Ahimsa perfektioniert hat, wird der Angreifer seine Gewalt ablegen. Dafür gibt es zahlreiche Beispiele in den Biographien von indischen Mystikern, die bezeugen, wie in ihrer Nähe Gewaltverbrecher friedfertig wurden. Manchmal ist sogar von Raubtieren wie Tigern die Rede, die sich in ihrer Nähe so zahm wie Hauskatzen verhalten. Der größte Protagonist von Gewaltlosigkeit ist Mahatma Gandhi. Seine Lebensgeschichte liefert zahlreiche Beispiele für diesen *Yogasutra*-Aphorismus. Oft gelang es ihm, seine Gegner durch Gewaltlosigkeit vollständig zu transformieren.

Die logische Folge der Gewaltlosigkeit ist die Wahrheit, Satya – das zweite Gelübde. Gandhi hat durch seine Analysen gezeigt, dass Unwahrheit Gewalt in sich trägt. Gewaltlosigkeit enthält Wahrheit und umgekehrt. Auf den ersten Blick ist sie ein ethischer Wert. Sie ist aber auch als die richtige Erkenntnis zu verstehen, die Illusionen auflöst. Richtige Erkenntnis, die Wahrheit, befreit den Menschen, während die Falschheit bindet, heißt es in der *Samkhya Karika*. Auch dieses Gelübde hat eine esoterische Seite. Das gesprochene Wort oder der gedachte Gedanke wird wahr, wenn man sich in Wahrheit übt oder sie gar perfektioniert hat (II, 36).

Ähnlich verhält es sich auch mit dem Verzicht auf Stehlen und Besitztum. Diese beiden sind, wie Ahimsa und Satya, miteinander verwandt. Allgemein bedeutet Stehlen unrechtmäßiges Aneignen fremden Besitzes. Je tiefer man darüber nachdenkt, desto umfassender wird die Bedeutung des Begriffs. Alles, was wir unrechtmäßig oder unverdient besitzen, sollte als gestohlen betrachtet werden. Sogar das Essen, das wir zu uns nehmen, wird von Gandhi als Diebstahl betrachtet, wenn es nicht durch gleichwertige körperliche Arbeit, sogenannte Brotarbeit, verdient wird. Dasselbe gilt auch für «privates» Eigentum, worin das lateinische Wort *privare*, «berauben», steckt. Besitztum stärkt das Ego und die Bindung an diese Welt. Besitzlosigkeit lockert sie. Dem *Yogasutra* zufolge führt die Ausübung dieser Gelübde zur Herrschaft über alle Reichtümer dieser Welt. Gandhi legte dieses Gelübde ab, als er alle Zweifel an Gottes Existenz ausgeräumt hatte. Die erste Konsequenz, die er daraus zog, war, dass er sein Bankkonto und die Lebensversicherung kündigte. Wenn es Gott gibt, sorgt er für den Menschen, war der Gedanke, der dahinterstand. Seitdem besaß er nie mehr als das, was er für den Tag brauchte. Seine Projekte zur Unterstützung von Armen oder sozial Schwachen litten nie an Geldmangel. Er hatte immer großzügige Spenden zur Verfügung. «Ich bin der reichste Bettler», schreibt er in seiner Autobiographie. Die Ausübung von Besitzlosigkeit hat eine weitere interessante Folge, die einen wichtigen Hinweis auf die Lehre der Wiedergeburt gibt: Aus ihr erwächst die Fähigkeit, Kenntnisse über vergangene Inkarnationen zu bekommen (II, 39).

Sexualität erzeugt unbeherrschbare, starke Vrittis und Bindung an Prakriti. So ist sie eine sehr hohe Hürde auf dem Weg zur Erlösung. Da es vor ihr nahezu kein Entrinnen gibt, ist das

Abstinenzgelübde eine große Herausforderung für den Aspiranten. Es ist so, als würde die Natur gegen den Menschen intrigieren. In der Hindu-Mythologie wimmelt es von entsprechenden Beispielen. Aber eine perfektionierte Abstinenz erzeugt enorme Kraft, wie ein Aphorismus vermittelt (II, 38). Gandhi experimentierte auch mit diesem Gelübde. Nach mehrmaligen Versuchen gelang es ihm, von der sexuellen Verstrickung Abschied zu nehmen. Daraufhin geschahen einige Wunder in seinem persönlichen und politischen Leben. Und von da an, so heißt es in seiner Autobiographie, genoss er absoluten Frieden in der familiären Sphäre, ohne den er seinen Freiheitskampf nicht hätte führen können. Er war kein eloquenter Redner. Wenn er jedoch in seiner durch das häufige Fasten geschwächten Stimme Ansprachen hielt, standen Tausende von Indern in seinem Bann. Sein enger Mitarbeiter, Mahadev Desai, meinte einst, dieser Einfluss auf die Massen sei auf das Keuschheitsgelübde zurückzuführen.

Das zweite Glied. Die nächste Fünfergruppe besteht aus fünf Geboten: Sauberkeit, Zufriedenheit, Askese, Selbststudium und Hingabe an Gott.

Sauberkeit als Wert führt zur Abneigung gegen den eigenen Körper und die Körper der anderen – das Gegengift zur Selbstverliebtheit oder Verliebtheit, welche die Bindung an die Materie nur verstärken. Die Sauberkeitspraxis führt auch zur Stärkung des Intelligenz-Stoffes in einem Menschen, zu Frohsinn, Konzentration und Beherrschung der Sinnesorgane. Sie stärkt die Fähigkeit zur Selbsterkenntnis. Dieses Gebot meint aber auch die Sauberkeit der Gedanken und des Geistes.

Zufriedenheit, Santosha, verringert das Streben nach unwesentlichen Dingen im Leben und schwächt dadurch die Bindung an die Welt. Sie führt zu unvergleichlichem Glück, daher heißt es, Zufriedenheit sei der größte Reichtum des Menschen.

Das Gebot «Tapas» lässt sich als leidenschaftliche Askese, als positive innere Unruhe auf dem spirituellen Weg umschreiben. Aufgrund von Tapas ist der Aspirant von seinem Ziel genauso besessen wie ein Geizhals vom Zählen seines Geldes, heißt es in den Schriften. Tapas verleiht dem Körper und den Sinnesorganen magische Kräfte und führt zum Abbau der Unreinheiten in Leib und Seele.

Die letzten zwei Gebote dieser Gruppe sind Selbststudium, Svadhyaya, und Hingabe an Gott, Ishvara Pranidhana. Mit Selbststudium ist die Lektüre heiliger Schriften gemeint, die eine Verbindung zur Lieblingsgottheit, Ishtadevata, herstellen soll. Das letzte Gebot im 32. Aphorismus, die Hingabe an Gott (Sanskrit *ishvara* für «Herr», «König»), führt zur Erlangung der Trance, Samadhi, was im Yoga die Schlüsselrolle spielt.

Die beiden philosophischen Schulen Samkhya und Yoga sind stark vom Materialismus geprägt. In ihrem Wirklichkeits-schema hat Gott eigentlich keinen Platz. Die zuletzt erwähnten zwei Gebote im *Yogasutra* deuten jedoch auf Götter und damit auf einen, wenn auch geringfügigen Unterschied zwischen bei-den Schulen. Was die Gottesfrage anbelangt, ist die Samkhya-Schule sehr stringent: Vorbehaltlos weist sie jeglichen Gottes-begriff zurück. Nicht einmal als ein Postulat möchte sie ihn akzeptieren! Insofern ist sie atheistisch. Etwas anders wird die-ses Thema im klassischen Yoga von Patanjali aufgefasst. Hier soll zunächst dessen Gottesbild näher betrachtet werden.

Der klassische Yoga entwirft zwei unterschiedliche Gottes-bilder, die sich von dem christlichen und dem hinduistischen un-terscheiden. Der Begriff *ishvara* beschreibt hier einen Gott der im Zusammenhang mit dem Endziel des Yoga, der Trance, vor-kommt (*Yogasutra* I, 23–30). Die Sutras definieren ihn hier je-doch als «einen besonderen Purusha», als reines Bewusstsein, das «von allen Plagen, Handlungen und deren Konsequenzen unberührt bleibt». Er ist also in seiner Abgeschiedenheit von Prakriti Herr über sie. Er ist allwissend und unterliegt keiner Zeit, verändert sich nicht. Insofern ist er ein Überpurusha (*pu-rushavisheshah*). Der mystische Laut *Om* ist seine Bezeichnung.

Dieser Beschreibung zufolge ist er nicht als ein Schöpfer- oder Bestrafergott einer Hochreligion zu verstehen. Er verspricht sei-nen Anbetern auch keine Wunscherfüllung – das wäre keines-wegs im Sinne von Yoga. So ist Gott hier als das Idealbild der Yoga-Übenden zu verstehen.

Dieselben Sutras nennen ihn auch *guru*, Lehrmeister (I, 26), was die Bezeichnung *ishvara* verständlicher werden lässt. Indien hat eine lange, besondere Tradition von Lehrmeistern, Gurus, die mit Gott gleichgesetzt werden. Dieser Tradition zufolge kann der Guru seinen Schüler vor dem Zorn der Götter schützen. Vor dem Zorn des Gurus können ihn selbst die Götter nicht schützen, so mächtig ist er. Der Guru ist Gott, Vater, Mutter, Verwandte und Freunde – alles in einem. Spiritueller Erfolg hängt von ihm ab. Yoga soll man von einem Lehrer und unter seiner Führung lernen. Es ist anzunehmen, dass Patanjalis Aphorismen hier mit Gott einen Lehrermeister meinen. Dann sollte man das 23. Sutra im Abschnitt I interpretierend so übersetzen: «Durch die Hingabe an den Guru erlangt man den Trance-Zustand, Samadhi.» Zahlreiche Erfahrungsberichte belegen diese Auffassung. In einem Akt der Gnade versetzen indische Gurus ihre Lieblingsschüler in Trance und ermöglichen ihnen die höchste spirituelle Erfahrung, die hier Samadhi heißt (s. z. B. Ekkirala 1979: 40).

Die andere Bezeichnung für Gott im *Yogasutra* ist *ishtadevata*, die Lieblingsgottheit, der die Hindu-Mythologie keine kosmischen Funktionen wie Schöpfung oder Zerstörung zuschreibt. Lieblingsgottheiten sind in der Mythologie verankert und sind vergleichbar mit Figuren in einem Theaterstück, obwohl man ihnen Tempel errichtet und sie inbrünstig verehrt. Eine Lieblingsgottheit ist männlich oder weiblich, wird von einem Individuum oder einer ganzen Familie über Generationen hinweg verehrt. Es ist zu vermuten, dass einige dieser Gottheiten tatsächliche Personen aus vorgeschichtlichen Zeiten sind.

In Indien ist es ein üblicher Anblick, dass Menschen in Tempeln oder an Pilgerorten, an Flussufern oder unter besonders wichtigen Bäumen wie dem Pipal-Baum sitzen und heilige Schriften lesen, um die Kraft des Buches und der Lieblingsgottheit zu erfahren. Hier scheint Patanjali an den in den Traditionen verwurzelten Gewohnheiten festzuhalten und ihnen ein Zugeständnis zu machen. Dem Geist des Yoga tut dies keinen Abbruch.

Daher ist Gott im klassischen Yoga einerseits als Überpurusha und andererseits als eine Lieblingsgottheit zu verstehen. Dennoch sind diese Verweise auf Gott als eine Schwächung der Yoga-

Philosophie zu betrachten, da sie sonst durchaus fähig ist, die Wirklichkeit anhand von Materie und Bewusstsein ohne Gotteshilfe zu erklären. Hier in diesem Aphorismus (I, 3) liegen die Wurzeln des späteren Bhakti Yoga.

Das dritte Glied. Asana ist die Körperstellung, mit der unglücklicherweise oft der ganze Yoga gleichgesetzt wird. Das betreffende Sutra (*Yogasutra* II, 46) heißt schlicht und einfach: «Asana ist eine stabile und bequeme Körperstellung.» Quantitativ betrachtet machen Asanas daher nur ein Achtel des Yoga-Wegs aus. Dennoch denken die meisten Menschen in erster Linie an Asanas, wenn sie das Wort Yoga hören. Wie ist das zu erklären? Seit dem Mittelalter ist Hatha Yoga, eine Variation des klassischen Yoga, stark im spirituellen Leben Indiens vertreten. In der Tradition des Hatha Yoga genießen Asanas und andere Leibesübungen wie Pranayama einen viel größeren Stellenwert (s. Kap. 4). Außerdem lassen sich die Asanas konkreter darstellen als die anderen acht Glieder des Yoga. Ein Graphiker kann ein Löwen-, Hund- oder Pfau-Asana besser zeichnen als beispielsweise das Gebot der Besitzlosigkeit. Asanas und die Atemübungen stellen den bildlichen Aspekt des Yoga dar, daher sind sie leichter zugänglich als die abstrakten philosophisch-ethischen Begriffe.

Es ist zu vermuten, dass *Yogasutra* und *Samkhya Karika* die Kerngedanken der Yoga-Philosophie möglichst kurz zusammenfassen wollten, zu einer Zeit, in der Yoga sehr verbreitet war und von Indiens drei Religionen und verschiedenen Denkern adaptiert worden war. Es muss in jener Zeit eine starke Tendenz zur Spezialisierung auf Teilgebiete des klassischen Yoga gegeben haben. Dies sieht man deutlich in der *Bhagavad Gita*, die verschiedene Arten von Yoga beschreibt. So führte auch die Betonung eines bestimmten Teilgebiets des klassischen Yoga, nämlich der Asanas, zu deren Spezialisierung.

Nach der Yoga-Philosophie besteht der menschliche Körper aus verschiedenen Kraftzentren, Chakren, und Energiebahnen, Nadis (s. Kap. 5). Eine Dysfunktion der Energiebahnen führt zu Beschwerden, Kleshas. Die Übung der Körperstellungen, in

Kombination mit Atemübungen korrigiert die Dysfunktion und führt zur Gesundung – zur Aufhebung von Beschwerden. Medizinisch betrachtet sorgen die Asanas für die Entspannung von Muskeln und Nerven und regulieren die Funktion der endokrinen Drüsen. Demzufolge wird der Mensch nicht nur gesund, sein Körper altert auch nicht so schnell – man bleibt sogar «für immer» jung, wie eine bestimmte Körperstellung in *Hatha Yoga Pradipika* verspricht (Vers 80 u. 81). Oft begegnet man Yoga-Übenden, die trotz ihres hohen Alters jung und agil geblieben sind. So haben Asanas eine heilsame Wirkung auf den Körper, obwohl dies nicht der eigentliche Zweck ist. Auch damit ist die Beliebtheit der Asanas zu erklären.

Selbst wenn man den philosophischen Hintergrund nicht kennt und nur die Asanas übt, merkt man, dass der Geist innerhalb kurzer Zeit anfängt, sich positiv zu verändern, zur Ruhe zu kommen. Die Asanas zielen auf den Geist, auf die Unterstützung der Meditation, dabei sind solche körperlichen Ergebnisse wie die Gesundheit nur Nebeneffekte. Darum sind Asanas mit den Leibesübungen des Westens nicht gleichzusetzen, selbst wenn sie sich manchmal ähneln.

Die Tatsache, dass *Yogasutra* dieses Thema nur mit einem knappen Aphorismus abhakt, bedeutet einerseits, dass es viele Asanas gibt (die an dieser Stelle nicht alle aufgeführt werden können) und der Aspirant die für ihn am besten geeignete Stellung bei der Meditation einnehmen kann. Anderseits bedeutet es auch, dass der Schüler diese Asanas von seinem Lehrer lernen soll – eine Auflistung in einer Abhandlung an sich führt zu nichts. Die beliebtesten Stellungen bei der Meditation sind Lotussitz, Diamantsitz und Siddhasana (siehe S. 106–109).

Das vierte Glied. Wenn der Geist unruhig ist, wird auch die Atmung unregelmäßig. Umgekehrt: Wird die Atmung ruhig, wird der Geist ruhig, stellt Yoga fest. Will man den Geist beruhigen, so muss man die Atmung regulieren: das Ein- und Ausatmen harmonisieren. Dieses Thema heißt Pranayama, wörtlich: die Dehnung des Atemzugs, und hat die bewusste Beeinflussung der Atmung zum Inhalt, die gewisse Nervenbahnen und verborgene

Kräfte des Körpers aktivieren soll. Auch hier geht das *Yogasutra* nicht in alle Details, denn auch diese soll man von einem geeigneten Guru erlernen. Die Sutras (II, 52 und 53) besagen nur, dass Pranayama «den Schleier um das innere Licht beseitigt» und die Konzentration fördert. Es ist zu vermuten, dass dieser Schleier aus Tamas, schwerer Trägheit, besteht und dass das Pranayama dessen Einfluss auf den Geist verringert.

Das fünfte Glied.　Beim Pratyahara geht es um den Rückzug der Sinne. Von Natur aus wenden sich die Sinnesorgane ihren jeweiligen Gegenständen zu, die Nase dem Geruch, das Ohr dem Klang usw. Wenn sie sich von ihren Gegenständen trennen und zurückziehen, also ihre Richtung von außen nach innen kehren, dann handelt es sich um Pratyahara. Dies ist eine Sache der Übung, geschieht jedoch mühelos, wenn der Meditierende Fortschritte gemacht hat.

Während Verbote, Gebote, Asanas und Pranayama den Rückzug, Pratyahara, begünstigen, unterstützt Pratyahara, der Rückzug selbst, seinerseits die eigentliche Meditation.

Das sechste, siebte und achte Glied.　Die eigentliche Meditation besteht aus den drei Gliedern, Dharana (6), Dhyana (7) und Samadhi (8). Das sind Begriffe, die in der geistigen Tradition Indiens geläufig sind, sich aber nur schwer ins Deutsche übersetzen lassen. Dem Kontext angemessen übersetzt Deussen diese Termini mit «Fesselung», «Meditation» und «Versenkung» (Deussen 1922: 525). Wie sonst nirgendwo im *Yogasutra* werden wir hier mit einem sprachlichen Dilemma konfrontiert. Die wörtliche, originalgetreue Übersetzung der drei Wörter klingt seltsam, und die sinngemäße scheint wenig mit dem Original zu tun zu haben (vgl. Jha 1935, S. ii im Vorwort). Daher hat sich Gangadhar Jha vierzig Jahre lang geweigert, seine Übersetzung zu veröffentlichen!

Dharana, die Fesselung, besteht darin, dass die Aufmerksamkeit sich in der Meditation auf einen Gegenstand richtet, sich an ihn bindet. Anders ausgedrückt: Dharana ist, wenn das Bewusstsein einen bestimmten Gegenstand in sich trägt (*dharana*

Sanskrit für «tragen»). Da der Kontakt zur Außenwelt durch den Rückzug der Sinne aufgehoben worden ist, ist dieser Gegenstand jetzt kein «empirischer», befindet sich nicht in der Außenwelt. Phänomenologisch gesprochen: Der Gegenstand befindet sich in Bewusstseinsimmanenz. Da das Sutra (III, 1) den Gegenstand nicht näher bestimmt, bleibt er eine Sache der Interpretation. Er könnte die Figur einer Lieblingsgottheit oder ein Kraftzentrum, Chakra, des Meditierenden, aber auch der Inhalt des Bewusstseins sein.

Wenn sich Dharana ausschließlich auf solch einen Gegenstand richtet, so heißt es in dieser Ausschließlichkeit Dhyana, Meditation.

Samadhi, Versenkung, heißt der tiefste Konzentrationszustand, worin es nur noch den Gegenstand der Meditation gibt und der Meditierende in den Hintergrund tritt. Hier beginnt die Beherrschung von Vrittis auf der geistigen Ebene und die Beherrschung des Erkenntnisapparats, damit seine Fähigkeiten gesteigert werden, um die Wahrheit des jeweiligen Gegenstands zu erschließen und den Purusha zu erlösen.

Wenn Dharana, Dhyana und Samadhi sich auf einen Gegenstand richten, so heißt das Samyama. Bettina Bäumer übersetzt das Wort mit «Sammlung», Deussen jedoch mit «Allzucht». Sammlung bezeichnet in diesem Sinn eine Technik, ein geistiges Verfahren in der Yoga-Meditation, das einerseits erkenntnistheoretisch eine besondere Funktion hat und anderseits die Tür zur übersinnlichen Dimension öffnet.

Samadhi, die Versenkung, wird je nach dem Fortschritt der Meditation, das heißt je nachdem, wie viel von der empirischen Welt, von der Welt unserer Erfahrungen, in ihr übriggeblieben ist, in vier Stufen unterteilt. Ich habe sie wie folgt übersetzt: diskursive Versenkung (*savitarka*), nicht-diskursive Versenkung (*nirvitarka,*), reflexive Versenkung (*savichara*) und nicht-reflexive Versenkung (*nirvichara*) (I, 42–44). Diese Unterscheidungen beruhen auf der Wirkung der Meditation, den Meditierenden in die tieferen Schichten des Wahrheitsgehalts eindringen zu lassen. Diese Unterscheidungen werden uns klarer, wenn wir sie genauer betrachten.

Der Gegenstand tritt in der «diskursiven Versenkung» in seiner gesamten Konkretion auf. Das heißt, der Meditierende ist sich des Namens, des Gegenstands und dessen Konzepts bewusst, obwohl der Gegenstand dank des Rückzugs keine empirische Gegebenheit (mehr) ist. Außerdem sind die Verweise, die jeder Gegenstand in sich trägt, immer noch vorhanden: Solche Verweise wären zum Beispiel im Falle eines Ringes, dass er aus Gold besteht, dass eine gewisse Person ihn getragen hat, dass sie ihn für einen bestimmten Preis gekauft hat und so weiter. Der Gegenstand bleibt in dieser Konkretion im Bewusstsein. Der Wahrheitsgehalt, der auf dieser Stufe erschlossen wird, beschränkt sich auf die grobstoffliche Ebene.

In der nächsten Stufe, der «nicht-diskursiven Versenkung», wird nur noch auf den Gegenstand meditiert, ohne seinen Namen, ohne seinen Begriff und ohne den Nexus seiner Verweise. Da diese zu den Vorkenntnissen gehören, könnte man auch sagen, dass auf dieser Stufe die Vorkenntnisse des Gegenstands ausgeschaltet werden, um sich einen direkten Zugang zur «Sache» zu verschaffen. Dennoch beschränkt sich die Wahrheit auf dieser Stufe der Versenkung auf die grobstofflichen Gegenstände. Dies erinnert uns sehr an Husserls phänomenologische Methode, die Reduktion, bei der alle Vorkenntnisse und Theorien in Bezug auf einen Gegenstand außer Kraft gesetzt werden, um auf der transzendentalen Ebene einen direkten Zugang zum Gegenstand zu finden.

Auf der nächsten Stufe, der «reflexiven Versenkung», verlässt die Meditation die grobstoffliche Ebene und versucht, das Wesen eines Gegenstands zu erfassen. Sollte der Gegenstand dieser Meditation das Licht sein, so wird das Licht-Tanmatra, das Wesen des Lichts, welches jenseits der Farben und deren Wirkung auf unseren Augen liegt, erblickt. Der Gegenstand könnte aber auch etwas Weltliches sein wie der Verstand, die Sinnesorgane, das Ego etc.

Die Perfektionierung der reflexiven Versenkung führt zur «nicht-reflexiven Versenkung». Darin wird der Erkenntnisapparat absolut geläutert, und Prajna, die höchste Form von Intelligenz, erwacht. Dieser Zustand heißt Ritambhara, der

Wahrheittragende (I, 48). In einer Steigerung dieses Zustands verschwindet die Intelligenz, und selbst der Erkenntnisapparat löst sich auf. Dann ist zum ersten Mal die Möglichkeit dafür gegeben, dass der Purusha sich von Prakriti abwendet und sich selbst erkennt. Das Subjekt wendet sich von dem Objekt ab. Metaphorisch gesprochen: Purusha trennt sich von Prakriti. Das ist seine Erlösung – Kaivalya.

Die Welt löst sich auf

Die Erlösung des Purusha hat verschiedene Folgen. Sie wirft auch einige Fragen auf. Indem Purusha als Subjekt aufhört, Prakriti wahrzunehmen, geschieht etwas Interessantes: Prakriti fällt in ihren ursprünglichen Zustand der Vor-Evolution zurück, wo es keinen Intellekt, kein Ich, keinen Verstand und gar keine Welt gab. Durch diesen Rückfall gibt es nur noch Prakriti mit ihren drei Bestandteilen, Sattva, Rajas und Tamas. Prakriti hatte wegen Purusha die Welt aus sich hervorgebracht. Er war ihre Zweckursache. Da er sich jetzt von ihr abgewendet hat, sie nicht mehr wahrnimmt, bricht sie zusammen – die Welt verschwindet, sie löst sich auf. Dies wird mit dem Sanskritwort *laya* ausdrückt.

Prakriti ist eigentlich eine selbständige Substanz, und dennoch ist die Welt, ihre Entwicklung, auf Purusha bezogen. In Anlehnung an Heidegger kann man diesen Sachverhalt so formulieren: Das Sosein der Prakriti ist von dem Dasein des Purusha abhängig.

Es gibt jedoch, wie erwähnt, nach der Samkhya-Yoga-Philosophie eine Vielzahl von Purushas. Was passiert jetzt mit ihnen und mit ihrer Beziehung zu Prakriti? Werden auch alle Purushas erlöst? Wird die Welt auch für alle anderen Subjekte verschwinden, was zu einer kollektiven, vielleicht ungewollten Erlösung führen könnte? Nein. Eine Erlösung für alle gibt es nicht. Sie ist eine streng individuelle Angelegenheit.

Während sich ein Purusha von der Prakriti löst, bleiben die unzähligen anderen Purushas in der «Bindung», sie unterliegen weiterhin der Illusion, sie seien die Prakriti. Für diese Subjekte bleibt die Welt weiterhin erhalten – sie sind weiterhin in Prakriti verstrickt.

Einst befand sich der anglikanische Bischof und Philosoph George Berkeley in einer ähnlichen Lage. Er vertrat die Ansicht, dass ein Gegenstand nur aus seinen Eigenschaften bestehe, die wir wahrnehmen. Ihm zufolge gibt es keinen Gegenstand außerhalb dieser Wahrnehmungen. Daher verkündete er für das Objekt die Formel *esse est percipi* – zu sein heißt, wahrgenommen zu werden. Damit stellt sich die Frage: Was passiert mit dem Gegenstand, wenn er von niemandem wahrgenommen wird? Wenn es kein wahrnehmendes Subjekt gibt, verschwindet dann das Objekt? Verschwindet die Welt, wenn ich sie nicht wahrnehme? Die Gegenstände verschwinden nicht, auch nicht die Welt, beruhigt Berkeley seine Leser. Dank eines sie immer wahrnehmenden Gottes existieren sie weiter.

Auch in Samkhya-Yoga verschwindet die Welt nicht nach der Erlösung eines Purushas, der sich von ihr abwendet. Unzählig viele Purushas, die in Prakriti verstrickt sind, werden immer da sein. Für diese Purushas wird Prakriti ihr Schauspiel weiterhin aufrechterhalten, und die Welt und ihre Verlockungen werden in ihrer ganzen Fülle weiterexistieren.

Übersinnliche Kräfte und Heilige

Auf dem Weg zur Erlösung erwachen verschiedene übersinnliche Kräfte im Menschen. Diese sind als eine Bestätigung dafür zu verstehen, dass der Meditierende auf dem richtigen Weg ist. Sie sind aber auch Fallstricke, da sie den Aspiranten stören, ihn von seinem eigentlichen Ziel, der Erlösung, abbringen – ihn in die Versuchung bringen, sich in der Welt zu verlieren. So erklärt ein Aphorismus: «Obwohl diese übernatürlichen Kräfte, Siddhis, an sich Zeichen der Vollkommenheit sind, soll man sie als Hindernisse in Bezug auf die Versenkung, Trance, betrachten» (III, 37). Die übernatürlichen Kräfte weisen eine Verbindung zur Prakriti auf, während die Erlösung nur in der restlosen Abwendung von Prakriti geschehen kann. Daher sind sie verpönt. Es wäre eine klare Zweckentfremdung, wenn man um dieser

Kräfte willen Yoga übte. Im Gegenteil: Große Lehrmeister verlangen von ihren Schülern, diesen Kräften zu entsagen, bevor sie sie unter ihre Obhut nehmen.

Yogasutra erwähnt eine Reihe von übersinnlichen Kräften, Siddhis, die mit Hilfe der Meditationstechnik «Sammlung», Samyama, erweckt werden. Wir können einen fortgeschrittenen Yogi, der an sich gewisse Merkmale erkennen lässt und übersinnliche Kräfte besitzt, der Einfachheit halber einen Heiligen nennen. Solche Heiligen gehören zum spirituellen Bild Indiens, man begegnet ihnen an Pilgerorten, berühmten Tempeln, Flussufern oder auch an Orten, wo man sie gar nicht vermutet. Ein Heiliger, Nampally Baba (gest. 2004), wohnte etwa acht Jahre lang auf der Veranda eines Polizeireviers in Hyderabad. Ein anderer Heiliger, Taj uddin (1861–1925), ließ sich in eine Irrenanstalt einsperren und blieb dort jahrelang, da ihm seine Verehrer, die ihn täglich zu Hunderten besuchten, lästig geworden waren. Ramana Maharshi (1879–1950) verbrachte viele Jahre ungeachtet der Ameisen- und Skorpionplage im Keller eines heruntergekommenen Tempels, bis jemand ihn herausholte.

Sie alle legen gewisse Merkmale, die authentischen Heiligen gemeinsam sind, an den Tag. Den Gelübden von Besitzlosigkeit und Nicht-annehmen von Geschenken Folge leistend, legen sie keinen Wert auf Geld, besitzen nichts. Der Heilige Sri Ramakrishna (1836–1886) scheute das Geld so sehr, dass ihn der physische Kontakt damit wie ein Skorpionstich schmerzte. Die meisten von ihnen haben keinen festen Wohnsitz. In keinem Dorf sollten sie sich, den heiligen Schriften zufolge, länger als drei Tage aufhalten, um die Gefahr der Bindung an den Ort zu vermeiden.

Aufgrund ihres Gelübdes der Gewaltlosigkeit, der damit verbundenen Freundlichkeit und Liebe und vor allem der Selbsterkenntnis sehen sie sich selbst in jedem Menschen und Lebewesen. Daher fühlen sich Menschen und Tiere wohl in ihrer Nähe. In der Anwesenheit eines Heiligen kommt der Geist des Besuchers zur Ruhe, was als ein sicheres Merkmal der Authentizität des Heiligen zu verstehen ist. Die Heiligen behandeln Tiere genauso liebevoll wie Menschen. Shirdi Baba verschloss seine Essenstöpfe nie mit Deckeln. Menschen, Vögel, Hunde und Katzen aßen daraus, so viel sie wollten. Er aß nur das, was sie ihm übrigließen. Affen, die den Heiligen Ramana Maharshi sehr liebten, legten ihm ihre Babys auf den Schoß. Er unterhielt sich mit den Affen. Mit Tieren reden und sie unterweisen ist übrigens ein Element, das in allen Biographien von Heiligen vorkommt. Im *Yogasutra* (III, 17) wird dazu eine Technik formuliert: Gewöhnlich verwechselt man den Gegenstand und das auf ihn deutende Wort bzw. dessen Vorstellung miteinander. «Wenn man sie auseinanderhält und auf sie die Sammlung (*samyama*) richtet, beherrscht man die Sprache aller Tiere.» Sicherlich werden hier die vielen Details weggelassen, die von einem Guru zu erlernen wären.

Oft begegnet man bei Heiligen der Fähigkeit, die Gedanken ihrer Besucher zu lesen, bevor diese sie geäußert haben. Es scheint, als hätten die Heiligen einen direkten Zugang zu den Gedanken anderer Menschen. Ein Aphorismus (*Yogasutra* III, 35) verrät, wie dies zu erreichen ist. Im Körper jedes Menschen gibt es verschiedene Kraftzentren, Chakren. Die meditative Sammlung auf sie bewirkt die Aktivierung bestimmter Kräfte. So führt das Samyama auf das Herz-Chakra (*anahata*), dazu, dass man die Gedanken anderer Menschen kennt, ohne dass sie mitgeteilt werden – eine Gedankenübertragung findet statt.

Eine Erweiterung dieses Phänomens ist die Fähigkeit, in den Körper eines anderen Menschen feinstofflich «einzutreten», Einfluss auf dessen Willen zu nehmen und dadurch über ihn oder sie zu herrschen – die sogenannte «Übernahme eines fremden Körpers» (*parasharira praveshah*; III, 39). Zu diesem Zweck wird die Sammlung auf die Bindung zwischen eigenem Körper und Geist gerichtet. Heilige benutzen dieses Verfahren, um Menschen zu guten Entscheidungen zu bewegen. So lösen sie Probleme zwischen streitenden Menschen, wie zum Beispiel Streit über ein Grundstück, Richtersprüche in Gerichtsprozessen oder Ehekonflikte (Sainathuni 2015: 16–19).

Durch die meditative Sammlung auf die fünf Elemente und deren Grobheit, Qualität, Feinheit, Abhängigkeit von Sattva, Rajas und Tamas sowie Zweckbestimmtheit hat man die Herr-

schaft über die Elemente, erklärt der 45. Aphorismus. Dafür
gibt es Beweise bei den Heiligen, wie sie zum Beispiel Natur-
kräfte bändigen, etwa einen Sturm oder eine Feuersbrunst. Es
wird über Shirdi Baba berichtet, wie er einst zum Himmel schrie
und dadurch einen wütenden Sturm zum Erliegen brachte, damit sein Besucher unbeschadet zum Bahnhof fahren konnte
(Ekkirala 1984: 115). Dagegen besuchten Menschen Swami
Samartha (gest. 1878), wenn es monatelang in der Region nicht
geregnet hatte und eine Dürre alles Leben bedrohte, und der
Heilige sorgte für kräftige Regenfälle in einem Umkreis von
40 Kilometern (Ekkirala 1979: 73).

Oft wird in den Biographien heiliger Männer und Frauen
berichtet, wie ein Heiliger an weit entfernten Orten erschien,
seinen Verehrern dort Anweisungen gab oder ihnen half – um
sich danach in Luft aufzulösen. *Yogasutra* beschreibt (III, 21),
wie man sich unsichtbar machen und über den Himmel reisen
kann (III, 43).

Heilige haben auch tiefe Einblicke in das Karma eines Menschen. Nach indischen spirituellen Traditionen ist Karma, die
Summe allen Tuns in diesem und den vergangenen Leben, die
Ursache für die meisten Miseren, sei es eine unheilbare Krankheit, irrationale Feindschaft oder Misserfolg. Die eigentliche Lösung solcher Probleme liegt darin, dass man diese karmischen
Ursachen erkennt und ihnen entgegenwirkt. Dazu muss man die
vergangenen Leben eines Menschen kennen. Die Heiligen erlangen diese Fähigkeit einerseits durch das Gelübde der Besitzlosigkeit und anderseits, wie ein Aphorismus erklärt, durch die Konzentration auf die drei Umwandlungen eines Körpers, nämlich
seine Beschaffenheit, Merkmale und Zustände (III, 16). In einer
Erzählung schlägt zum Beispiel Swami Samartha einer kinder-
losen Frau vor, das Geld, das sie in ihrem vergangenen Leben
versteckt hatte, herauszuholen und es zu verschenken. Das Interessante ist, dass der Heilige ihr genau den Ort beschreibt, wo
sie dann tatsächlich das versteckte Geld findet. Als sie seiner
Anweisung folgt, bekommt sie Kinder (Ekkirala 1979: 82).

Die authentischen Gurus stellen ihre Fähigkeiten nicht zur
Schau. Wenn sie sie dennoch zeigen, haben sie eines im Sinn:

dem Schüler in einer Notlage zu helfen und ihn dadurch auf den spirituellen Weg zu führen. Daher benutzen sie ihre Fähigkeit, um in die Zukunft zu blicken, ihre Schüler vor Gefahren zu warnen oder ihre Krankheiten zu heilen. Alle ihre übersinnlichen Fähigkeiten werden in der esoterischen Tradition Indiens unter acht Begriffen (*ashta siddhis*) – wieder die Zahl 8! – zusammengefasst: 1. Klein werden wie ein Atom, 2. beliebig groß werden, 3. gewichtlos werden, 4. beliebig schwer werden, 5. alles, auch solche Dinge, die nicht zu sehen sind, anfassen können, 6. Erfüllung jedes Wunsches, 7. Göttlichkeit, 8. Beherrschung von Naturkräften und Menschen. Diese Kräfte erlangt der Heilige durch die perfektionierte Meditation. Durch die Sammlung, Samyama, auf die besondere Bindung zwischen dem Bewusstsein, Purusha, und der positiven Kraft Sattva erlangt er Allmacht und Allwissenheit (III, 50).

Zum Abschluss dieses Kapitels sei noch ein «bestens bezeugter» Bericht eines europäischen Arztes über einen Yogi angeführt. Im Jahr 1837 ließ sich ein Yogi namens Haridas in Lahore, heute in Pakistan, am Hof eines Königs Ranjeet Sing, begraben. Nach dem später veröffentlichten Bericht des Chirurgen aus Manchester, Sir Claude Martin Wade, der zugegen war, hatte man gründlich alle Vorkehrungen getroffen, um Betrug auszuschließen. Am Ende der sechsten Woche kam Haridas aus seinem Grab herauf und ging wie gewohnt seinen alltäglichen Beschäftigungen nach. Sir Claude Martin Wade veröffentlichte seinen Bericht als kleines Büchlein. Der Titel *Observations on Trance, or Human Hybernation*, Edinburgh 1850, darauf macht uns Sanskrit-Professor Lanman aufmerksam, spiegelt das Misstrauen des britischen Arztes, was kennzeichnend für die Haltung der Europäer Yoga gegenüber ist (Lanman 1918: 368f.).

Nach Patanjali können solche übernatürlichen Fähigkeiten in einem Menschen von Geburt an aktiv sein, durch starke Emotionen oder Mantras aktiviert werden, aber auch durch Drogen (IV, 1). Durch den achtgliedrigen Weg des Yoga könne man sie jedoch systematisch erreichen.

4. Der Yoga in den indischen Traditionen

Die Yoga-Philosophie hat großen Einfluss auf die drei wichtigen Religionen Indiens – den Jainismus, den Buddhismus und den Hinduismus – und deren Geisteshaltung ausgeübt. Sie hat ihnen nicht nur zu den philosophischen Grundbegriffen verholfen, sondern auch Denkstrukturen zur Verfügung gestellt, ohne die es für sie schwierig gewesen wäre, ihre Gedanken zu formulieren. Die Begriffe, Werte und Lebensziele, die diese Religionen vertreten, geben uns Auskunft darüber.

Jainismus, zur Religion gewordener Yoga

Man könnte sagen: Der Jainismus ist ein zur Religion gewordener Yoga mit Personenkult. Natürlich sieht man bei einer Begegnung mit dieser Religion die beeindruckenden Tempel mit ihren bezaubernden Türmen, auf denen die kunstvoll gemeißelten Götterfiguren der Hindus angebracht sind. Man begegnet auch den komplexen Verehrungsritualen mit den tantrischen Elementen wie Yantras und Mantras. Unter diesem Überbau liegen jedoch Konzepte des Yoga in einer leicht abgewandelten Form.

Ebenso wenig wie der Yoga benötigt der Jainismus einen Schöpfergott, um den Ursprung der Welt und des Menschen zu erklären. Die gesamte Wirklichkeit besteht nur aus zwei ewig existierenden Grundsubstanzen: den Seelen, Jivas, und den Nicht-Seelen, also der Materie, Pudgala. Das Bemerkenswerte ist, dass nach der Jaina-Auffassung die Seelen gleichermaßen eine Ausdehnung besitzen wie die Dinge, die aus Materie bestehen. Während die Yoga es für unmöglich hält, dass es eine Verbindung, einen Kontakt, zwischen den Seelen und der Materie gibt, geht der Jainismus davon aus, dass die Seele einem Körper buchstäblich innewohnt und die Grenzen ihrer Ausdehnung mit denen des Körpers zusammenfallen. Damit verstößt der Jainismus gegen einen Grundsatz der Yoga-Philosophie: Das Bewusstsein hat keine Ausdehnung, und daher kann es nie eine Verbindung mit der Materie eingehen. Die Jaina-Auffassung bedeutet dagegen: Zwei wesensfremde Dinge können eine Beziehung eingehen. Folglich haben Leid und Miseren des Menschen ihren Ursprung nicht in einer Illusion, einer Verwechslung der Seele mit dem Körper, wie es der Yoga behauptet, sondern in einer real existierenden Bindung zwischen den beiden: in der Fesselung der Seele an die Materie. Das ist aus Sicht des Jainismus die Ursache aller Probleme.

In ihrem ursprünglichen Zustand ist die Seele dem Jainismus nach vollkommen – allwissend und allmächtig. Indem sie sich auf eine Bindung an die Materie einlässt, indem sie einem Körper innewohnt, büßt sie ihre wesentlichen Eigenschaften ein und wird in ihren Fähigkeiten eingeschränkt, das gesamte Wissen über einen Gegenstand steht ihr nicht mehr zur Verfügung. Das Auge zum Beispiel steht zwischen dem Gegenstand und der Seele und verhindert den direkten Zugang zu ihm. So sieht der Jainismus im Auge kein Werkzeug, das der Seele Kenntnisse vermittelt, sondern eine Hürde, welche die direkte Wahrnehmung der Seele behindert. Das Gleiche gilt auch für jedes Sinnesorgan.

So ist auch der ganze Körper mit seinen Fähigkeiten zu verstehen. Der Körper als Materie umhüllt die Seele und setzt ihren Fähigkeiten Grenzen. Sich von der Materie zu befreien, zu erlösen, bedeutet, diese Einschränkungen zu überwinden. Eine emanzipierte Seele ist daher allwissend und allmächtig, wie sie in ihrem ursprünglichen Zustand gewesen ist. Solche Seelen sind die Propheten dieser Religion, die anstelle von Göttern in ihren Tempeln verehrt werden. Jede Seele kann sich auch von den Fesseln der Materie befreien. Zwar erkennt der Jainismus die Existenz der Götter an, aber er ordnet sie seinen Propheten unter. So begegnet man Hindu-Göttern wie Saraswati, Shiva, Brahma oder Indra in den jainistischen Tempeln. Den zentralen Platz im Innenraum nimmt jedoch der Prophet ein, dem auch der Tempel geweiht ist. Eine größere Hommage an den Menschen kann man sich nicht vorstellen!

Der Erlösung gehen daher «drei Juwelen» (*triratna*), voran:

die richtige Erkenntnis, die zum richtigen Glauben führt, woraus sich die richtige Lebensführung ergibt. Bei der richtigen Lebensführung spielen die fünf Verbote, Yamas, die wir vom Yoga kennen (siehe S. 55), eine bedeutende Rolle. Die Jaina-Mönche sind dabei extrem konsequent. Der Verzicht auf Gewalt macht nicht Halt bei einem gewöhnlichen Vegetarismus, also der Tötung von Tieren. Man tötet auch keine Pflanzen, ernährt sich stattdessen von Früchten, die von den Bäumen zu Boden fallen, oder von Körnern, die von Vogelnestern herabfallen. Ein Mundschutz soll die Tötung sogar der Bakterien und Viren in der Lunge verhindern. Mit äußerster Strenge wird Gewalt vermieden, damit keine neue Karma-Materie, *karma pudgala*, in die Seele gelangt und stattdessen die alte Karma-Materie abgetragen wird. Ähnlich streng werden auch die anderen Gelübde eingehalten, zum Beispiel die Besitzlosigkeit. In allerletzter Konsequenz entsagen die Jaina-Mönche sogar ihrer Kleidung und bleiben nackt (ähnlich wie einige Hindu-Mönche, die *Avadhutas*).

Ziel und Ergebnis der richtigen Lebensführung ist die restlose Säuberung der Seele von angesammelter Karma-Materie, was ihre Befreiung ermöglicht. Dann gibt es «nur» die Seele, abgeschieden von der Materie: Die Seele kehrt zurück zu ihrer «Nur»heit, Kaivalya – ein Begriff, den sich auch der Yoga für die Erlösung des Purusha vorbehält (siehe S. 65) Der Begriff Kaivalya wird im Übrigen auch von den Hindus als Synonym für Erlösung, Moksha, verwendet.

Der Buddhismus und das Leid

Auf einige Überschneidungen zwischen dem Yoga und dem Buddhismus auf dem Gebiet der Ethik wurde bereits im ersten Kapitel aufmerksam gemacht. Die Ähnlichkeiten beschränken sich nicht nur auf den Ashtanga Marga, den achtgliedrigen Weg zur Erlösung, den der Buddha zur Beseitigung des Leids vorschlägt. Die Grundlehre des Buddhismus, die aus den Vier edlen Wahrheiten besteht, deutet auf eine enge Verwandtschaft zum Yoga hin. Wie auch im Yoga, besagt die erste Wahrheit des Buddhismus: Es gibt Leid, und die zweite: Die Welt ist voller Leid.

Die Begrifflichkeit in der dritten und vierten Wahrheit ist beachtenswert: Während die dritte Wahrheit «Beherrschung» oder «Vernichtung des Leids» (*duhkha nirodha*) genannt wird, heißt die vierte «der Weg» (*marga*) zur Beherrschung oder Vernichtung des Leids (*duhkha nirodha marga*). Das Sanskritwort *nirodha* (Beherrschung/Überwindung) ist beiden gemeinsam. Patanjali definiert den Yoga als Beherrschung der Vrittis des Erkenntnisapparats (*chitta vritti nirodha*). Das Leid, Duhkha, wäre nach dem Yoga eine der verschiedenen Vrittis, der Verwandlungen des Erkenntnisapparats. Erlösung ist im Yoga erst möglich, wenn alle Vrittis überwunden worden sind, nicht nur das Leid wie im Buddhismus.

Vergleiche bezüglich der Metaphysik lassen sich nur schwer anstellen, da der Buddha sich weigerte, metaphysische Fragen zu beantworten, also zum Beispiel die, ob es eine Seele gibt, ob es Gott gibt, ob es ein Leben nach dem Tod gibt. Dennoch sind, wie im Yoga, Karma und Wiedergeburt ein fester Bestandteil seiner Lehre.

Hindu-Mythologie und Gottesverehrung

In vielen Bereichen ist es im Laufe der Jahrhunderte zu einer starken Durchdringung von Samkhya-Yoga und Hinduismus gekommen. Dies soll im Folgenden an einigen Beispielen aufgezeigt werden.

Stellt man sich etwa die Frage, inwieweit die metaphysischen Vorstellungen des Yoga den Hinduismus beeinflussen, so stößt man sehr schnell auf die Zahl 3. Im Yoga geht ihre Bedeutung auf die drei Gunas, die Kräfte des Urstoffs Prakriti, nämlich Sattva, Rajas und Tamas, zurück. Nach der Hindu-Kosmologie gab es am Anfang nur den einen Gott, den höchsten Geist (*paramatma*). Der verwandelte sich in eine kosmische Illusion (*maya*) und vereinigte sich mit diesen drei Kräften. Diese drei Kräfte verselbständigten sich und nahmen die Gestalt der drei Zentralgottheiten des Hinduismus an: die Gestalten des Schöpfers Brahma, des Behüters Vishnu und des dreiäugigen Zerstörers Shiva.

Meistens ist in der Hindu-Mythologie die Rede von drei Welten, denen der Götter, der Menschen und der Dämonen – Himmel, Erde und Hölle. Die orthodoxen Gläubigen verrichten dreimal am Tag ihr Dämmerungsgebet: morgens, mittags und abends. Zur äußeren und inneren Reinigung, also zur Reinigung des Körpers und des Geistes, wird bei jedem Ritual dreimal Wasser geschlürft und damit dreimal Acamana vollzogen. Dieses Ritual, das während einer Gottesverehrung mehrmals eingeschaltet wird, erinnert an das Gebot der Sauberkeit des achtgliedrigen Weges im Yoga. Im Krieg gegen den zehnköpfigen Dämon Ravana verrichtet der geschwächte Rama dreimal das Acamana, um sich zu reinigen, bevor er den Bogen an sich nimmt und den Dämon tötet. Reinigungsrituale mit Wasser sind übrigens so alt wie die Industal-Zivilisation. Gläubige baden an Pilgerorten in Flüssen, weil sie als heilig gelten. Die Stelle, wo drei Flüsse zusammenfließen (*triveni sangama*), gilt als besonders heilig. Der berühmteste Zusammenfluss ist in Allahabad, wo Ganges, Yamuna und der mythische Fluss Saraswati zusammenfließen.

Von den drei Gunas der Prakriti fällt Tamas den Dämonen zu, die in ihnen überwiegt, womit ihre böse Beschaffenheit, ihre negative Kraft zu erklären ist. Sie stören die Ordnung der Welt und belästigen die Rechtschaffenen. Die Götter dagegen sind gütig, weil in ihnen Sattva, die positivste der drei Kräfte, überwiegt. Das heißt aber nicht, dass alle Dämonen nur böse und alle Götter nur gütig sind. Es gibt einige gutartige Dämonen, wie zum Beispiel Bali, der niemandem einen Wunsch verwehren konnte und in dieser Tugend seinen Niedergang fand. Götter können unsittlichen Lastern unterliegen. Der triebhafte Götterkönig Indra war jemand, der die Ehefrauen von Eremiten verführte! Von Natur aus sind einige Götter oder Göttinnen von Tamas durchdrungen, etwa die Göttin Kali.

Auf die Dreiheit bezieht sich auch die Zusammenstellung heiliger Schriften, die die spirituelle Essenz des Hinduismus enthält: *Prasthana Traya*, der dreifache Aufbruch. Sie besteht aus den Upanishaden, dem *Brahmasutra* und der *Bhagavad Gita*. Der Einfluss des Yoga ist auch in den einzelnen Schritten der

Gottesverehrung der Hindus deutlich erkennbar. Auf den Reinigungsakt Acamana folgt immer die Atemübung Pranayama – ein fester Bestandteil des Yoga, um die Aufmerksamkeit des Geistes zu steigern. Der Dhyana, die Meditation auf die Hauptgottheit, wird während der Zeremonie mehrmals durchgeführt. So etwa gleich vor Beginn der Zeremonie, um die Gottheit zu vergegenwärtigen und mit ihrer Kraft die Gottheitsfigur oder ein Yantra, eine geometrische Figur auf dem Altar, aufzuladen, dann ein weiteres Mal, bevor die Gottheit mit den 108 oder 1000 Namen und mit Blumen verehrt wird.

Der Hinduismus hat nicht nur die Atemübung, Pranayama, sondern auch das Selbststudium, Svadhyaya, dem Yoga zu verdanken. Patanjali sagt darüber (II, 44): Das Selbststudium stellt eine Beziehung zu der Lieblingsgottheit her. Sollte zum Beispiel Krishna der Lieblingsgott sein, so studiert man das Epos *Bhagavata* oder Teile davon. Üblicherweise studiert man, um sein Wissen zu erweitern oder sich zu bilden. Hier aber geht es um das Studium heiliger Schriften, die aufgrund ihrer Kraft die Gegenwart der Gottheit spüren lassen. So sind etwa die bei der Götterverehrung rezitierten 108 oder 1000 Namen in die heiligen Schriften eingebettet.

Die Beziehung zu einem Gott wurde während der früheren Phase des Hinduismus, die uns als Vedismus bekannt ist, über die Feuerrituale gepflegt. Dem Feuergott Agni bot man Opfergaben dar, da er als Mund der Götter galt. In der Form von Rauch trug er sie dann hinauf zu den anderen Göttern im Himmel. So war Feuer der Vermittler zwischen Menschen und Göttern, und die Feuerrituale spielten im Hinduismus die zentrale Rolle. Ihre Bedeutung wurde in der späteren, verbreiteteren Form des Hinduismus und im Alltag der Hindus zunehmend geringer. Die orthodoxen Brahmanen sollen eigentlich fünf verschiedene Feuerstellen im Haus unterhalten. Das können im heutigen Indien nur noch sehr wenige von ihnen bewerkstelligen. Feuerrituale werden nur noch zu wichtigen Anlässen wie Hochzeiten oder der Einweihung in das Gayatri-Mantra, vollzogen. Das Svadhyaya, das intensive Selbststudium hat die Feuerrituale weitgehend verdrängt.

Svadhyaya zeigt auch eine esoterische Seite des Hinduismus. Heilige Schriften wie das *Ramayana* oder die *Bhagavad Gita* besitzen eigene Kräfte, die durch die Lektüre aktiviert werden und das Leben der Lesenden günstig beeinflussen. Man liest sie daher nicht nur aus spirituellen Gründen, sondern auch zur Lösung existenzieller Probleme. Das fünfte Buch des *Ramayana*, *Sundara Kanda*, ist in dieser Hinsicht sehr beliebt, da es angeblich zum Erfolg bei weltlichen Unternehmungen verhilft. Das Gleiche gilt für *Die Tausend Namen Vishnus* aus dem Epos *Mahabharata*. Welchen Text man zu welchem Zweck studieren soll, erfährt man von seinem Guru oder dem Astrologen: zur Heilung von Krankheiten eine bestimmte Lektüre, zur Besänftigung der Feinde eine andere.

Advaita-Vedanta und der absolute Geist

Die Zentralbegriffe Purusha und Prakriti der Yoga-Philosophie haben im Hinduismus tiefe Wurzeln geschlagen und dramatische Entwicklungen durchgemacht. Dies ist den Upanishaden zu verdanken, die durch ihre starke Neigung zum Monismus bzw. zum Nicht-Dualismus und ihren Begriff von Seele, Atman, einen fruchtbaren Boden vorbereitet hatten. Den Upanishaden zufolge geht die Welt mit ihrer Vielfalt aus dem Atman hervor, und zu ihm kehrt sie zurück. Daher ist die gesamte Wirklichkeit monistisch, also mittels einer einzigen Substanz, des Geistes oder der Seele, zu erklären. Erst im späteren Hinduismus wird Atman zunehmend mit Purusha und Gott mit dem Überpurusha (*purushavisheshah*) des Yoga identifiziert.

Nach der Lehre des Yoga ist es eine Illusion zu glauben, es gebe eine Bindung zwischen Bewusstsein und Materie. Die Upanishaden mit ihrer Lehre des Advaita-Vedanta, des Nicht-Dualismus, gehen hier noch einen Schritt weiter. Sie weisen selbst die Unterscheidung zwischen Bewusstsein und Materie zurück. Zwar scheinen die beiden, die Welt und viele Seelen, zu existieren. Aber gibt es diese Vielfalt wirklich? Sind Purusha und Prakriti wirklich verschieden? Gibt es überhaupt einen Unterschied zwischen den beiden? Advaita-Vedanta behauptet, die

Unterschiede seien nur innerhalb der empirischen Ebene gültig, auf der die Ignoranz, die kosmische Illusion, Maya, wirksam ist. Ihr unterliegend, projizieren wir auf den einen absoluten Geist, auf das Brahman, die vielfältige Welt, eine Vielzahl von Seelen. Diese monistische Lehre, die von dem Philosophen Shankara (788–820) systematisiert wurde, sagt: Es gibt nichts außer dem einen absoluten Geist; es gibt keinen Unterschied zwischen ihm, der Welt und den individuellen Seelen. Diese Sicht wird damit untermauert, dass «Unterschied» keine argumentativ nachweisbare Kategorie sei. Infolgedessen sind die Dualität zwischen Purusha und Prakriti und der Unterschied zwischen beiden, wie sie von Yoga gelehrt werden, eine Illusion. Hinter den beiden verbirgt sich das eine Brahman.

Hinduistische Ethik

Zwar empfiehlt der Hinduismus den Menschen eine ausgewogene Lebensführung, worin Gerechtigkeit und Moral (*dharma*), Wohlstand (*artha*), sinnliche Genüsse (*kama*) und die Spiritualität und Erlösung (*moksha*) als feste Bestandteile vorgesehen sind. Dennoch hat er eine im Prinzip negative Einstellung zur Welt, zum Körper, zu den menschlichen Beziehungen: sie werden als eine Hürde auf dem Weg zur Erlösung betrachtet. Da sie sich ständig verändern, widersprechen sich die Aussagen über sie – mal sehen wir eine Knospe, dann die Blüte, zu der sie sich entfaltet, dann ihr Welken. Die drei Aussagen stimmen nicht miteinander überein. Diese Unstimmigkeit ist Zeichen einer Nicht-Wahrheit. Dasselbe gilt für die gesamte Welt, die im Werden und im Vergehen begriffen ist. Wegen eben dieser Widersprüchlichkeit gilt die materielle Welt als verwerflich.

Der Hinduismus drückt diese Haltung mithilfe der Sankhya-Yoga-Philosophie und deren Begriffen aus, vor allem, wenn es um die Trauer wegen des Todes geht oder zum Beispiel um außereheliche sexuelle Beziehungen, die moralisch nicht gutgeheißen werden können. Die Trauer um Verstorbene rührt daher, dass wir zu schnell vergessen, dass der Mensch aus einer sich verändernden Prakriti besteht. Und da auf den menschlichen

Körper kein Verlass ist, kann eine Beziehung zu ihm nur enttäuschen. Ein weiser Mensch erkennt diese Tatsache und beachtet nur die ewige Seele, die im Körper wohnt.

Diese Weisheit lehrte Gott Krishna seinen Schützling Arjuna auf dem Schlachtfeld, wie es in der *Baghavad Gita* berichtet wird. Den Helden überfiel Trauer um seine Verwandten, die in dem bevorstehenden Krieg sterben würden. Daher weigerte er sich, seine Waffen gegen sie zu richten, und warf sie sogar zu Boden. Dem völlig verzagten Arjuna erklärt Gott Krishna, dass die Seele den abgenutzten Körper verlässt, um sich einen neuen zu suchen, wie der Mensch alte Kleider ablegt und sich neue anzieht. Ein Weiser, der dies verstanden hat, wird nicht um Menschen trauern, die sterben. Es ist nicht klug, sich um einen vergänglichen Körper zu grämen. Aus demselben Grund sollte man sich durch die Schönheit eines Körpers nicht in Versuchung führen lassen. Wegen etwas Vergänglichem wirft man nicht die Moral über Bord.

Die Kräfte Rajas und Tamas der Prakriti sind für den spirituellen Fortschritt nicht förderlich. Man fördert die Eigenschaften des Sattva in sich, indem man meditiert, bewusst auf Gewalt verzichtet, nur solche Nahrung zu sich nimmt, die auch sattvische Eigenschaften besitzt, und solche vermeidet, die Rajas und Tamas enthalten – Fleisch und Alkohol zum Beispiel.

Strömungen um Vishnu und Shiva

Prakriti wird im Hinduismus wie auch im Yoga als die Ursubstanz, aus der die Welt hervorgeht, aufgefasst. Sie verwandelt sich im Hinduismus jedoch in die kosmisch waltende weibliche Kraft, Shakti. Sie ist auch die Herrin, Ishvari, im Muttergöttin-Kult. Sie wird als der dynamische Aspekt des Brahman, des absoluten Geistes, betrachtet. In ihrer Sattva-Form ist sie Saraswati, die Göttin der Gelehrsamkeit, in der Rajas-Form ist sie Lakshmi, Göttin des Wohlstands, und wenn sie voller Tamas ist, ist sie Kali, die furchterregende Vernichterin alles Bösen. Sie ist auch die Herrin der fünf Elemente, Bhuteshwari.

Purusha wird ebenfalls vergöttlicht. Während Gott für den

Yoga nicht viel mehr als ein Abstraktum, ein besonderes, er-
löstes Bewusstsein ist, wird diese Eigenschaft im Hinduismus
zu einem Beinamen, zum Beispiel von Vishnu. Er heißt dann
Purushottama – der höchste unter den Purushas –, und ihm
kommen auch neue, besondere Fähigkeiten zu, wodurch er als
der mächtigste unter den Göttern betrachtet wird. So entstand
im Hinduismus die religiöse Strömung des Vishnuismus um den
Gott Vishnu. Ähnlich entstanden Shivaismus, Ganeshaismus
und Shaktiismus, die jeweils Shiva, Ganesha und die Muttergöttin Shakti als Hauptgottheit verehren und ihnen die anderen
Götter des Hindupantheons unterordnen. Solche Strömungen
haben sich im Laufe der Jahrhunderte abgezweigt und sind
heute feste Bestandteile des Hinduismus.

Im Vishnuismus gibt es wiederum mehrere reformorientierte
Abzweigungen. Eine von ihnen ist der «Eingeschränkte Nicht-
Dualismus», Vishishtadvaita, des Philosophen Ramanuja (1017–
1137). Die Aussage der heiligen Schriften, es gebe keinen Unterschied zwischen Gott und seiner Schöpfung, bedeutet für ihn
nicht unbedingt, dass sie identisch sind. Nur insofern als die
Welt und die Seelen aus dem absoluten Geist, aus Gott, hervorgehen und von ihm in ihrer Existenz abhängig sind, sind diese
nicht verschieden von ihm. Grundsätzlich aber besteht ein Unterschied zwischen ihnen. Ramanuja setzt diesen absoluten
Geist mit Vishnu, mit dem höchsten Purusha, gleich. Die Lösung für die Miseren des Menschen liegt zwar in der Erkenntnis, dass er kein Körper, sondern eine Seele ist, aber allein die
Erkenntnis (*jnana*) oder die persönliche Anstrengung wie Meditation oder Yoga-Asanas werden ihm bei deren Überwindung
nicht helfen. Die Erlösung ist letzten Endes ein Gnadenakt Gottes (*prasada*). Dazu muss man das Ego minimieren und sich
Gott, das heißt Gott Vishnu, hingeben, zu seinen Füßen Zuflucht suchen und ihm dienen. Diese fromme Haltung nennt
sich Bhakti, liebevolle Hingabe an Gott, den Herrn der gesamten Schöpfung. Nach der Erlösung durch Gott wird die Seele
des Menschen nicht eins mit ihm, ihre Individualität wird nicht
aufgelöst wie im Advaita-Vedanta, sondern sie bleibt weiterhin
bestehen, wie das individuelle Bewusstsein im Yoga. Sie gelangt

in die Welt des Vishnu, die nur aus reinem Sattva besteht. Die Welt fällt auch nicht – wie im Yoga – aufgrund der Erlösung einer Seele in ihren ursprünglichen Zustand zurück.

Aus der Kritik an diesen Ansichten entwickelte sich die dualistische Strömung des Philosophen Madhva (1238–1317). Ihm zufolge gibt es drei ewig existierende Gegebenheiten: Gott, die unzähligen Seelen und die unbeseelte Welt, Prakriti. Diese sind unabhängig voneinander – das eine kann nicht auf das andere zurückgeführt werden. Dennoch unterliegen die zwei letzteren dem Willen Gottes und seiner Allmacht. Madhva übernimmt das Samkhya-Yoga-Schema der Evolution ohne Abstriche. Nur betrachtet er, anders als der Yoga, die drei Eigenschaften der Prakriti, Sattva, Rajas und Tamas, als die ersten Produkte in der Entwicklung. Während der Grund für das Leid des Menschen auch nach Madhva die Ignoranz bleibt, betrachtet er sie als real existierende Substanzen, als eine Kategorie der Wirklichkeit wie Prakriti oder deren Derivate. In ihrer Überwindung liegt die Erlösung, die zwar durch persönliche Anstrengung, etwa Studium oder Meditation, angestrebt werden soll, aber trotzdem letzten Endes ein Akt der Gnade Gottes bleibt, die man sich durch fromme Hingabe, Bhakti, erwirbt.

Um Gott Shiva gibt es drei ähnliche religiöse Strömungen, in denen er den Platz von Vishnu einnimmt und als der höchste unter den Purushas gilt. Nach einer in Südindien verbreiteten Strömung ist Shiva der Schöpfer, der Behüter und der Zerstörer der Welt, die aus Prakriti hervorgeht. Ihre Antriebsursache ist die Omnipotenz von Shiva, obwohl er als der höchste Purusha nie in Berührung mit ihr kommt. Es gibt eine Vielzahl von Seelen, die in Bindung an die Materie leben und daher den Miseren der Welt unterliegen. Die Prakriti entwickelt sich zur Welt, um den Seelen Erfahrungen zu bereiten. Schließlich werden die Seelen aufgrund ihrer liebevollen Hingabe an Shiva erlöst (Rao 1990: 218–20).

Beachtenswert hierbei ist, dass in diesen Strömungen jeweils einer Gottheit, dem höchsten und reinsten Bewusstsein, die Herrschaft über die Welt und die Seelen zugedacht wird. Sie übernimmt die zentrale Stellung, und ihr werden andere Götter des Hindupantheons untergeordnet. Zwar wird die Existenz anderer Götter nicht geleugnet, aber im Pantheon findet eine Verschiebung ihrer Machtstellung statt. Diese Form von Verehrung nennt der Indologe Friedrich Max Müller «Henotheismus». Demnach ist der Hinduismus weder polytheistisch noch monotheistisch, sondern henotheistisch.

Bhakti Yoga: Liebe zu Gott

Theoretiker der Verehrungskulte im Hinduismus haben die Yoga-Philosophie weitgehend uminterpretiert und vermutlich bereits im 2. oder 3. Jahrhundert in Bhakti Yoga umbenannt.

Der Heilsweg des klassischen Yoga, wie ihn Patanjali auffasst, ist eine umfassende Philosophie mit einer begründeten Wirklichkeitslehre und einer daraus resultierenden Praxis, nämlich dem achtgliedrigen Weg. Die Beziehung des Menschen zu seiner Umwelt ist bestimmt von Gewaltlosigkeit und Wahrheit. Die Hingabe an eine Gottheit und die Lektüre heiliger Schriften werden als eines der Mittel zur Trance, Samadhi, betrachtet, in der das Bewusstsein alle Illusionen überwindet und seine eigene wahre Natur erkennt. Nach Patanjali findet letzten Endes die Erlösung der Seele im Samadhi statt. In diesem Sinne bedeutet Yoga Konzentration und Meditation. In den religiösen Strömungen um Vishnu und Shiva, aber auch um andere Gottheiten wie Shakti oder Ganesha verwandeln sich die Aspekte Gewaltlosigkeit, Wahrheit und Hingabe (*pranidhana*) in «Liebe zu Gott», Sanskrit *bhakti*, und spielen eine Hauptrolle bei der Erlösung. Ihr werden andere Aspekte wie Meditation oder Atemübungen, Pranayama untergeordnet. Daher heißt ihr Heilsweg Bhakti Yoga, Weg der Liebe zu Gott, um sich mit ihm zu vereinen. Hier wird die Bedeutung von Yoga von der Wortwurzel *yujir* bestimmt (siehe S. 7), «sich vereinen», «die Verbindung (mit Gott) herstellen».

Auch über den Bhakti Yoga gibt es aphoristisch verfasste Werke. Maßgebend ist *Bhakti Sutra*, als dessen Verfasser der mythische Heilige und Weise Narada gilt. Aus dem 8. Jahrhundert ist ein Kommentar zu diesem Werk überliefert, und vermutlich ist es älter als zwölfhundert Jahre. Von einem anderen Theoretiker und Seher, Shandilya, haben wir ein gleichnamiges Werk, das ebenfalls Aphorismen zu diesem Thema enthält. Beide beschäftigen sich mit der Liebe zu Gott, also mit dem Bhakti Yoga, wobei interessanterweise auch der Begriff Nirodha, Beherrschung, Überwindung vorkommt, dem wir im *Yogasutra* begegnet sind (siehe S. 54).

Narada definiert Bhakti als die demutsvolle, intensive Liebe zu Gott. Sie ist Mittel und Ziel in einem. Sie ist das Mittel, weil sie den Charakter von Nirodha hat: Es gilt, das Bewusstsein von dessen verschiedenen Inhalten, von seinen Vrittis zu reinigen. Dazu gehören unsere Schmerzen, Enttäuschungen, Pläne, gesellschaftlichen Zwänge, der Stolz auf Bildung usw. Bhakti, die Liebe zu Gott, die nicht mit gewöhnlicher Liebe zu verwechseln ist, hat den die Vrittis überwältigenden Charakter (*nirodha rupa*). Mit Bhakti überwindet man die Prakriti und ihre drei Kräfte, Gunas, aus denen sich die Welt entwickelt hat und die den Menschen binden. Durch Bhakti kann der Mensch alle Bindungen an die Welt auflösen. Dem klassischen Yoga von Patanjali zufolge kann man die höchste Form der Selbsterkenntnis im Samadhi erlangen, nach Bhakti Yoga jedoch nicht. Bei Narada heißt es: Die Liebe zu Gott ist wertvoller als Samadhi; sie ist wertvoller als alle philosophischen Kenntnisse (*jnana*) und wertvoller als rituelle Handlungen. Die Liebe ist der einfachste Weg zu Gott. Sie ist absoluter Friede und absolute Glückseligkeit

Das absolute Bewusstsein ist nach Narada der persönliche Gott, dessen Kraft, die kosmische Illusion (*maya*), nichts anderes ist als Prakriti. Aus ihr lässt Gott die Welt entstehen, bleibt aber von ihr unberührt. Die Seelen sind als bewusstseinsmäßige Wesen Gott qualitativ ähnlich und sind entweder erlöst – dann halten sie sich glücklich in der Nähe Gottes auf –, oder sie sind aufgrund der Maya in die Welt verstrickt. Beide sind von Gott abhängig. Weder Prakriti noch Purusha, auch nicht beide zusammen, können etwas ohne Gottes Willen hervorbringen, sagt der 39. Aphorismus des Shandilya. Hingebungsvoll Gott zu dienen ist der einzige Weg zur Erlösung für die leidenden Seelen.

Hierbei ist weder die Gelehrsamkeit noch die Erkenntnis der tiefsten Wahrheiten hilfreich. Nur die Liebe zu Gott und seine Gnade können die Seelen erlösen. Die heilige Schrift *Bhagavad Gita* fasst diese Ansicht zusammen. Darin sagt Gott Krishna zu seinem Schützling Arjuna: «Mach dir keine Sorgen! Gib alle deine Aufgaben auf und suche Zuflucht bei mir. Ich erlöse dich von allen Sünden!» (*Bhagavad Gita*, Kap 18, Vers 66).

Die Trennung von Gott ist der Grund für die Entfremdung des Menschen. Hier hat seine Misere ihren Anfang. Diese Trennung ist real, keine Illusion und kein Ergebnis von Ignoranz. In der Wiederherstellung der Nähe zu Gott liegt die Erlösung.

Bhakti Yoga, der auch die Strömungen um Vishnu und Shiva prägt, hat eine reformistische Seite. Indem er den Wert des philosophischen Denkens, der Gelehrsamkeit und der pompösen rituellen Handlungen relativierte und nur noch eine demütig-persönliche und liebevolle Hingabe zu Gott als Weg zur Erlösung propagierte, untergrub er im Laufe des Mittelalters die Autorität der Priesterkaste, die das Monopol über das Wissen und die Kenntnis von Ritualen besaß. Er verbesserte die Lage der niederen Kasten und auch der Frauen. Viele Angehörige der niederen Kasten bekannten sich daher zum Bhakti-Weg, und viele von ihnen, auch viele Frauen, wurden zu anerkannten Dichtern und Heiligen dieser Bewegung.

Karma Yoga: Handeln

In den ersten nachchristlichen Jahrhunderten gab es auch andere, miteinander konkurrierende Heilswege zu Gott, die sich ebenfalls als Yoga bezeichneten. Die heilige Schrift *Bhagavad Gita* stellt sie dar und versucht, sie miteinander zu versöhnen. Sie stellt neben dem Bhakti Yoga zwei weitere Formen des Yoga dar: Jnana Yoga, den Yoga des Wissens, und Karma Yoga, den Yoga des Handelns. Dabei verändert sich, wie auch bei Bhakti, die Bedeutung des Wortes Yoga, das jetzt als ein spiritueller Weg zu Gott, als ein Mittel zur Verbindung mit ihm zu verstehen ist. Der «Gesang Gottes» definiert den Yoga um: Geistiges Gleichgewicht ist Yoga (Kap. 2, Vers 48). Während der klassische

Yoga von Patanjali durch achtsame Lebensführung und geistige Übungen die Geistesregungen zu beherrschen sucht, fordert die neue Definition den Menschen auf, durch Übung eine Distanz zu sich selbst, zu seiner Umwelt und zu menschlichen Beziehungen zu erlangen. Wenn er sich von seinen Verstrickungen in die Welt gelöst hat, nicht mehr emotional an ihren Geschehnissen beteiligt ist, den Dualitäten – Lob und Tadel, Erfolg und Misserfolg, Kalt und Heiß – leidenschaftslos gegenübersteht, hat er diesen Abstand errungen. Jemand, der solche Dualitäten überwunden hat, ist ein Yogi. Der Distanzierung von der Welt folgt die Verbindung mit Gott.

Die *Bhagavad Gita* hält die Menschen aber gleichzeitig an, ihre Pflichten zu erfüllen, dazu gehören auch die Verehrungsrituale und die Feuerrituale. Der Heilsweg des Yoga spricht den Menschen von seinen Verpflichtungen, seien sie religiöser oder gesellschaftlicher Natur, nicht frei.

Jede Art von Handlung setzt Karma-Kräfte in Gang und hält dadurch den Menschen in der Bindung. Überwindung aller Bindungen ist die eigentliche Voraussetzung zur Erlösung. So weiß Krishnas Schützling, der Held Arjuna, nicht, ob er den Krieg gegen seine Feinde führen soll – würden seine kriegerischen Handlungen seine karmischen Bindungen nur noch verstärken? Gott Krishnas Antwort ist eindeutig: Ja, Arjuna soll handeln. Handeln ist immer dem Nicht-Handeln vorzuziehen. Das entspricht der Natur vieler Menschen. Der Weise weiß aber, dass Prakriti und ihre Kräfte die Triebfedern seiner Handlungen sind: Es ist nicht das reine Bewusstsein, sondern es sind die Pakritis-Kräfte Sattva, Rajas und Tamas , die ihn dazu bewegen. Man vergesse niemals, dass der Mensch nicht der eigentliche Handelnde ist. Eine Handlung, die einer solchen Einstellung entspringt, sowie den in diesem Geist Handelnden nennt die *Bhagavad Gita* «sattvisch» (Kap. 18, Vers 26). Wenn sich diese Einstellung festigt, ist der Mensch fähig, die Früchte seines Tuns Gott zu weihen und sich vom Karma zu befreien, das heißt, von den Folgen seiner Handlungen unberührt zu bleiben. Die *Bhagavad Gita* nennt jemanden, dem dies gelingt, einen Yogi (*yuktah*, Kap. 3, Vers 26). Krishna verkündet auf dem Schlachtfeld eine Art kategorischen Imperativ des Karma Yoga: Im vollen Bewusstsein, dass es die Prakriti in dir ist, die dich zu einer Handlung treibt, sollst du handeln, ohne deren Ergebnisse beeinflussen zu wollen (Vers 19). Dadurch erreichst du als Purusha, als Bewusstsein, als Seele, das höchste Ziel: Gott.

Jnana Yoga: Wissen

Nun verwirrt Krishna seinen Schützling, indem er hinzufügt, dass das Wissen, Jnana, besser sei als das Handeln, Karma (Kap. 4, Vers 33). In der Tat beschäftigt sich ein ganzes Kapitel in der *Bhagavad Gita* mit der Darstellung der Samkhya-Lehre, in der es um das wahre Wissen über den Menschen, seinen Körper und die Welt geht. Warum gibt es dann so viele Formen von Yoga? Warum nicht die eine richtige, möchte Arjuna wissen. Krishna antwortet, er habe die verschiedenen Yogaformen verkündet, weil es zwei Menschentypen gibt: Die einen eignen sich für den Weg des Wissens, die anderen für den des Handelns. Je nach eigener Beschaffenheit und Fähigkeit soll sich der Mensch für eine der Formen entscheiden.

Jnana Yoga ist geeignet für den nach der Wahrheit Suchenden, der geistige und körperliche Disziplin übt und den Ashtanga Yoga, den klassischen Yoga des Patanjali beherrscht. Ein solcher Mensch ist ein Jnani. Handelt jedoch ein Praktizierender des Karma Yoga mit der richtigen Haltung der Leidenschaftslosigkeit und ohne Erwartungen, so werden sein Körper und Geist gereinigt – und das befähigt auch ihn zum Wissen, Jnana. Krishna erklärt, dass somit alle Handlungen zum Wissen führen (IV, 33).

Wissen bedeutet hier die erfahrungsmäßige Erkenntnis Gottes. Ein solches Wissen wird mit einem Schiff verglichen, das einen über den Ozean der Sünden hinwegträgt und mit Gott verbindet. Nun gibt es für einen solchen Jnani, vergleichbar mit einem Mönch, Sannyasi, keine pflichtmäßigen Handlungen mehr. Er ist von allen religiösen und gesellschaftlichen Vorschriften entbunden. Er braucht zum Beispiel nicht mehr die täglichen Dämmerungsmeditationen zu verrichten; auch von den alljährlichen Totenritualen für seine Ahnen ist er entbunden. Der Familie und dem Staat gegenüber hat er keine Pflichten mehr zu erfüllen. In jeder Hinsicht emanzipiert, befolgt er nur noch die Regeln der geistigen Welt, die nicht immer konform mit den religiösen oder gesellschaftlichen sind. Dennoch entscheidet er sich dafür, auch diese Vorschriften zu befolgen, um für andere Menschen ein Vorbild zu sein.

So versucht die *Bhagavad Gita*, den Streit zwischen verschiedenen überlieferten Wegen zu Gott, zwischen unterschiedlichen Formen von Yoga, zu schlichten. Der Weg der Liebe zu Gott, der Weg des distanzierten Handelns ohne Erwartungen, der Weg der Erkenntnis durch eine rigorose Beherrschung des Körpers und des Geistes – sie alle führen zu Gott, daher ist der eine nicht besser als der andere. Dies ist die Botschaft der *Bhagavad Gita*.

5. Hatha Yoga für ewige Jugend, Schönheit und Glückseligkeit

Im Laufe der Zeit haben gewisse Elemente des spirituellen Lebens, die wir im Yoga-System von Patanjali gesehen haben, an Bedeutung gewonnen und sich zu einer besonderen Form von Yoga entwickelt und verselbständigt. So haben wir neben dem klassischen Yoga von Patanjali auch Bhakti Yoga, Jnana Yoga, Karma Yoga, Mantra Yoga, Kundalini Yoga usw. Es gibt sogar einen lustig klingenden, aber ernst zu nehmenden Elektronik-Yoga. Sie alle gehören heute zum spirituellen und kulturellen Erbe Indiens. Wie die religiösen Strömungen um Vishnu und Shiva legen auch diese den klassischen Yoga auf ganz eigene Art aus und hauchen ihm eine neue Bedeutung ein. Dies ist möglich, weil der klassische Yoga von Patanjali viele Wege der Spiritualität als Keim in sich birgt. Darum ist Patanjalis Schrift *Yogasutra* vergleichbar mit einer Urquelle, die verschiedene Ströme speist. Sie ist nicht eine unter vielen Schriften, sondern die ursprünglichste und prägnanteste überhaupt! Wenn man die *Yogasutras* versteht, versteht man auch die diversen Formen der Spiritualität Indiens.

In diesem Kapitel gilt unser Augenmerk dem Hatha Yoga, einer besonderen Ausrichtung des klassischen Yoga von Patanjali mit einem eigenen Verständnis von Geist und Körper und ihrer Beziehung zueinander.

Der Körper als Mittel zum Glück

Das Wort *hatha* bedeutet Kraft, im allgemeinen Sprachgebrauch auch Hartnäckigkeit. Die ausführliche Beschäftigung dieser Schule mit schwierigen Körperstellungen und anderen körperlichen Übungen wie Atem- und Reinigungsübungen erklärt diese Bezeichnung. Eine andere Erklärung hängt mit den Grundannahmen dieser Schule zusammen. In dem Wort stecken die Silben *ha* und *tha*. Sie deuten auf die beiden wichtigen Nervenbahnen des Körpers hin. *Ha* steht für den Sonnennerv, *tha* für den Mondnerv («Nerv» für Sanskrit *nadi*). Hatha Yoga zielt auf ein Gleichgewicht zwischen den beiden Nerven hin, um die verborgenen Kräfte des Körpers zu aktivieren. Patanjalis *Yogasutra* erwähnt den einen Nerv *kurma nadi*, im Hatha Yoga sind es Tausende! In dieser Form von Yoga geht es um die ungeahnten Möglichkeiten des Körpers.

Die Lehrwerke des Hatha Yoga stammen aus dem Mittelalter, das heißt aber nicht, dass der Hatha Yoga erst im Mittelalter entstanden ist. Die Begriffe und Vorstellungen gehen zurück auf viel ältere Werke wie die Upanishaden, philosophische Texte Altindiens und vor allem auf Patanjalis Werk *Yogasutra*. Ihre Wurzeln haben sie in der Vorgeschichte Indiens. Das wichtigste Werk *Hathayoga Pradipika* (Licht auf den Hatha Yoga) stammt aus dem 14. Jahrhundert, dessen Ergänzung *Shiva Samhita* (Shivas Lehre) wurde wahrscheinlich irgendwann zwischen 1300 und 1500 verfasst, *Gheranda Samhita* (Lehre des Heiligen Gheranda) im 17. Jahrhundert. Wie auch der klassische Yoga ist der Hatha Yoga keine Erfindung eines einzigen Menschen, sondern Ergebnis eines Entwicklungsprozesses. Die genannten Werke halten lediglich die jeweils vorhandenen Kenntnisse von Hatha Yoga fest. Swatmarama, der Autor des *Hathayoga Pradipika*, weist darauf hin. Er listet eine lange Reihe von Lehrmeistern auf, die mit Gott Shiva beginnt und bis zu dem Autor selbst reicht – dazwischen liegen mehr als dreißig Lehrmeister.

Dem klassischen Yoga zufolge ist alt werden, krank werden und sterben Teil des gesamten Leids, dem der Mensch ausgesetzt ist. Zu diesem gehören aber auch sozioökonomisch und politisch bedingte Ursachen. Alle Probleme fallen in den Bereich der Prakriti. Der Mensch vergisst, wer er eigentlich ist, und verstrickt sich in Probleme. Erkennt er in tiefer Meditation seine wahre Natur, dass er nämlich eigentlich kein Teil der Prakriti ist, so erwacht die Selbsterkenntnis. Dann werden alle Illusionen und mit ihnen das gesamte Leid beseitigt – wie Albträume beim Aufwachen verschwinden alle Probleme bei der richtigen Erkenntnis, nicht nur Krankheit oder das Altern.

Man könnte sich aber auch fragen, ob diese Probleme, denen der Mensch aufgrund seines Daseins ausgesetzt ist, nicht einzeln gelöst werden können: Könnte nicht die Krankheit an sich beseitigt, das Altwerden verlangsamt oder der Tod sogar auf die Ewigkeit verschoben werden? Wäre das nicht besser, als nach einer Gesamtlösung zu suchen, wie es Patanjali tut? In dieser Hinsicht gibt es einen Unterschied zwischen dem klassischen Yoga und dem Hatha Yoga. Eine Auseinandersetzung mit den Grundlagen des Hatha Yoga führt zu der Erkenntnis, dass man diese Probleme tatsächlich auch gezielt einzeln lösen kann. Hier wird deutlich, wie sich die Schwerpunkte des Yoga verlagern. Obwohl Hatha Yoga nicht ausdrücklich den achtgliedrigen Weg des Patanjali oder Teile davon abwertet, wie es der Bhakti Yoga tut (Kap. 4), sind einige Unterschiede zum klassischen Yoga nicht zu übersehen, besonders in Bezug auf den Körper.

Hatha Yoga definiert sich nicht als die Beherrschung der Aktivitäten des Bewusstseinsapparats, als Chitta Vritti Nirodha, obwohl die Bilder der Außenwelt und andere Bewusstseinsinhalte wie Gedanken und Gefühle, die Vrittis, auch hier eine Rolle spielen. Im Hatha Yoga gewinnt der Körper eine größere Bedeutung als im klassischen Yoga. Er ist nicht nur ein Entwicklungsprodukt der Prakriti, der die Seele in sich gefangen hält. Mit seinen Nervenbahnen und Energiekanälen und aufgrund der in ihm schlummernden Kundalini-Kraft (siehe S. 30) wird der Körper im Hatha Yoga als Sitz der geheimnisvollen Kräfte betrachtet. Da die wichtigsten Praktiken (siehe S. 97 f.) des Hatha Yoga – Asanas, Mudras, Pranayama und die Meditation – mittels des Körpers zu üben sind, gewinnt er eine andere Dimension. Er ist das Mittel, mit dem der Hindu die vier klassischen Lebensziele, nämlich Gerechtigkeit, Wohlstand, Sexualität und Erlösung, erreichen soll. Die Schrift *Yoga Cintamani*, vermutlich im 11. Jahrhundert entstanden, behauptet schlicht: Der Körper ist das Mittel zur Erlösung der Seele.

An den Lehrwerken des Hatha Yoga fällt auf, dass sie sich kaum um die theoretischen Grundlagen, den Erkenntnisapparat des Menschen, die Natur der Erkenntnisse oder die kosmischen Zusammenhänge, kümmern. Hinweise auf Erkenntnistheorie oder Metaphysik finden sich nur am Rande. Im *Shiva Samhita* zum Beispiel vermischt sich der philosophische Ansatz des klassischen Yoga mit religiösen Vorstellungen. Die Rede ist jetzt nicht mehr von dem Bewusstseinsprinzip Purusha, sondern von Seele, Atman, und Parabrahman, dem reinen Geist, der hinter der Vielzahl der Götter steckt. Auch in Wortwahl und -gebrauch vermisst man die philosophische Strenge von Patanjalis *Yogasutra*. Daher sind die Lehrwerke des Hatha Yoga als Anleitung zur Praxis zu betrachten, kaum geeignet für akademische Disputationen. In dieses Gesamtbild passt eine Anmerkung im *Hathayoga Pradipika* (Kap. IV, 34), die die Veden und die anderen heiligen Schriften verächtlich-herablassend mit einer Prostituierten gleichsetzt. Die Distanz zu philosophischen Überlegungen verschafft dem Hatha Yoga jedoch einen Vorteil: Man kommt direkt zur Sache – zur Praxis.

Nadis und Chakren

Der Hatha Yoga hat eine eigene Lehre von der Anatomie des Körpers. Demnach gibt es parallel zu unserem grobstofflichen Körper einen feinstofflichen, der eine viel wichtigere Rolle spielt. Er ist das eigentliche Subjekt aller Erfahrungen, das den Tod überlebt und das karmische Guthaben in das nächste Leben überträgt. Im feinstofflichen Körper gibt es ein Netzwerk von Kraftzentren, Chakren, und Energiekanälen, Nadis, die gewöhnlich mit Nerven oder Nervenbahnen übersetzt werden. Diese werden von Lebenskraft, Prana, durchflossen. Nach *Hathayoga Pradipika* gehen 72 000 Nadis von der Wirbelsäule ab, nach *Shiva Samhita* sind es 350 000. Vierzehn von ihnen sind die Hauptnervenbahnen, Haupt-Nadis. Drei von ihnen, Ida, Pingala und Sushumna, sind die wichtigsten. Die Nervenbahn oder der Energiekanal Sushumna verläuft vom Dammbereich (Perineum) bis zum Kopf durch die Wirbelsäule. Links und rechts von ihm verlaufen die Nervenbahnen Ida und Pingala. In der Bahn der Sushumna befinden sich sieben Kraftzen-

tren, durch die die Kraft «wirbelt» (Satyananda Saraswati 2008:
526); jedes Chakra wird symbolisch wie ein Lotus mit einer bestimmten Zahl von Blütenblättern dargestellt.

In der graphischen Darstellung ist Muladhara Chakra, das
Wurzelchakra, das im Dammbereich zu orten ist, ein vierblätt-
riger roter Lotus mit einem gelben Quadrat, einem Yantra, in
der Mitte. Yantras sind geometrische Darstellungen kosmischer
Kräfte, die auch im Tantra zum Einsatz kommen, einer uralten
Strömung im Hinduismus, die sich gegen Kastenregeln und
Männerdominanz auflehnt und die Welt als Manifestation weib-
licher Energie betrachtet. Der Tradition zufolge wurden sowohl
das Tantra als auch der Hatha Yoga von Shiva verkündet. Interessanterweise spielt in beiden die weibliche Kraft Kundalini eine
wichtige Rolle, und beide zielen auf die Erlangung übernatür-
licher Kräfte ab – auf die sogenannten acht Siddhis (siehe S. 66 f.).
Entgegen dem populären Glauben scheinen diese Kräfte der Erlösung nicht im Weg zu stehen.

Der mystische Laut dieses Chakras ist *Lam*. Sowohl das Yantra als auch der mystische Laut sind ein Beispiel für die Beziehung zwischen Hatha Yoga und dem Tantra. In der Mitte des
Quadrats ist ein Dreieck, das, wie auch im Tantra, die Kraft
darstellt. Das Yantra und der mystische Laut vertreten die Erde,
deren Wesen das feinstoffliche Element (Tanmatra) Geruch ist
(siehe S. 47). Hier, in diesem Chakra, dreieinhalbmal gewun-
den wie eine Schlange, schlummert die Kundalini-Kraft, auch
Schlangenkraft genannt, die göttliche Energie, deren Erwachen
zu verschiedenen mystischen Erfahrungen und schließlich zur
Erlösung führt (s. u.). Der Hatha Yoga ist bemüht, diese Kraft
zu erwecken und sie durch die anderen Chakren aufwärts zum
tausendblättrigen Chakra im Kopfbereich zu leiten.

Drei bis vier Zentimeter oberhalb des Wurzelchakras liegt
das sechsblättrige, purpurfarbene Swandhisthana Chakra, po-
pulär Sakralchakra genannt, mit dem Mond in der Mitte – ein
Yantra, das das Element Wasser vertritt und den mystischen
Laut *Vam* hat. Sein Wesen ist das Geschmacks-Tanmatra. Dieses Chakra ist der Sitz der Zu- und Abneigungen und der Triebe
eines Menschen (Satyananda Saraswati 2008: 529).

In der Wirbelsäue, hinter dem Nabel, befindet sich das Manipura Chakra, der Solarplexus, das als ein zehnblättriger gelber Lotus mit einem roten Dreieck in der Mitte dargestellt wird. Es vertritt das Element Feuer und ist das Zentrum für Energie, Dynamik und Selbstbehauptung. Der mystische Laut ist *Ram*.

Das Anahata Chakra, Herzchakra, liegt auf der Höhe des Herzens hinter dem Brustbein. In seiner Darstellung ist es ein zwölfblättriger blauer Lotus, in dessen Mitte ein Sechseck steht. Dies ist das Yantra für das Element Luft, Vayu, dessen Wesen Berührung ist. Sein Zeichen ist der mystische Laut *Yam*. Dieses Chakra ist der Ort der Gefühle. Wird es gereinigt, so entströmt ihm Liebe für die ganze Schöpfung. Hier manifestiert sich auch der Anahata Nada, eine das ganze Universum umfassende Urschwingung, die man in der Meditation wahrnimmt. Die Wahrnehmung dieser Schwingung spielt eine wichtige Rolle im Samadhi, in der Endphase der Meditation.

Vishuddhi Chakra, das Kehlchakra, dargestellt als ein sechzehnblättriger violetter Lotus mit einem weißen Kreis in der Mitte, befindet sich hinter der Drosselgrube im Hals. Mit seinem weißen Kreis in der Mitte vertritt es Akasha, das Element Äther, dessen mystischer Laut *Ham* ist. Sein Wesen ist Schall. Dieses Kraftzentrum ist zuständig für die richtige Erkenntnis.

Der zweiblättrige silberfarbene Lotus vertritt das Ajna Chakra, bekannt auch als das dritte Auge, das sich hinter dem Mittelpunkt zwischen den Augenbrauen im Gehirn befindet. Der mystische Laut *Aum* ist sein Zeichen. In diesem Chakra treffen sich der Mond- und der Sonnennerv (Ida und Pingala) mit dem Sushumna-Nadi. Dieses Chakra ist zuständig für Weisheit und Intuition. Durch die Aktivierung dieses Chakras findet Bewusstseinserweiterung statt, und diese öffnet die Tür zu übersinnlichen Fähigkeiten wie Hellsehen und -hören, Telepathie oder Gedankenübertragung.

Das Sahasrara-Chakra, dargestellt als ein tausendblättriger leuchtender Lotus mit einem Linga aus Licht (Gott Shiva) in der Mitte, befindet sich im Bereich des Scheitelpunkts und ist die Stelle des höchsten Bewusstseins. Alle Buchstaben der Sanskritsprache sind die mystischen Laute dieses Kraftzentrums.

Zusätzlich zu den Chakren gibt es Granthis, die je nach Kontext als Nervenknoten oder endokrine Drüsen zu verstehen sind.

Bewegungen der Lebenskraft Prana

Das Ziel des Hatha-Yoga lässt sich folgendermaßen umreißen: Nerven und Nervenbahnen bilden zusammen mit den Chakren ein komplexes Netzwerk, durch welches sich der Prana, die Lebenskraft oder, wie er stellenweise in den Schriften zu verstehen ist, der Sauerstoff, bewegt. Im perfekten Zustand des Körpers zieht Prana ungehindert durch alle Energiekanäle und Chakren, und der Energiefluss zwischen dem Mond- und dem Sonnenmeridian ist ausgeglichen. Bei den meisten Menschen wird jedoch der freie Fluss des Prana durch Unreinheiten in den Organen, Nervenbahnen, Chakren und Granthis, aber auch in der Psyche, behindert. Dies führt zu Kleshas, Beschwerden auf verschiedenen Ebenen des menschlichen Daseins. Auf der körperlichen Ebene sind es die vielen Krankheiten, das Altern und der Tod. Interessant ist hier zu bemerken, dass der Tod nach der Auffassung des Hatha Yoga kein unausweichliches Naturgesetz, sondern ein Klesha, Leiden, ist – eine Folge davon, dass das Energiesystem des Körpers nicht richtig funktioniert. Der Hatha Yoga ist bemüht, diese Unreinheiten durch Übungen gezielt aus verschiedenen Körperteilen, Nervenbahnen und der Psyche zu entfernen. Das ist der Zweck der verschiedenen Praktiken, der Asanas, Mudras, Kriyas, des Pranayama und der Meditation. Sie zielen alle auf ein vierfaches Ergebnis:

1. Perfekte Gesundheit des Körpers, was nicht nur die Freiheit von Krankheiten, sondern auch die beliebige Verschiebung des Todes bedeutet.
2. Aktivierung übersinnlicher Kräfte, mit deren Hilfe der Mensch den Naturgesetzen wie der Gravitation entgegenwirken kann.
3. Glück und Glückseligkeit. Wenn Prana ungehindert durch die Nervenbahnen fließt, wenn gewisse Nervenknoten aufgelöst werden oder wenn die Aufwärtsbewegung der Kundalini

durch die Chakren in Gang kommt, erlebt der Aspirant
Glück und Glückseligkeit. Dies geschieht in der Endphase
der yogischen Übungen, Samadhi. Diese Erfahrung hält der
Hatha Yoga sogar für wichtiger als die Erlösung selbst
(*Hathayoga Pradipika*, IV, Vers 77). Als Nebenwirkung
werden auch die übersinnlichen Kräfte geweckt.

4. Die Erlösung bleibt dennoch das Ziel. Was den Inhalt der
Erlösung betrifft, unterscheidet sich Hatha Yoga vom klassischen Yoga des Patanjali. Nach Patanjalis System erkennt,
wie oben (siehe S. 51 f.) beschrieben, der Purusha im erlösten
Zustand die Wahrheit, seine wahre Natur; die Prakriti fällt
ihrerseits in ihren ursprünglichen Zustand zurück; es bleiben
zwei Substanzen – das Bewusstsein und die Materie – übrig.
Für den Hatha Yoga dagegen bedeutet Erlösung, dass sich
die individuelle Seele mit Gott vereint (siehe S. 102). Wenn
die Kundalini-Kraft erwacht, sich mit Gott in dem tausendblättrigen Chakra vereint, findet Erlösung statt.

Gebote und Verbote

Der praxisorientierte Hatha Yoga ist bemüht, den Menschen
von körperlichen und seelischen Blockaden zu befreien. Er
schützt den Übenden vor den dreifachen Leiden: vor körperlichen, psychischen und übernatürlichen – also auch vor solchen,
die aus einem früheren Leben stammen, oder solchen, die von
bösen Planeten oder Geistern kommen. Diese Form des Yoga
hat eine kurzfristige, eine mittelfristige und eine langfristige
Wirkung. Zur kurzfristigen Wirkung gehört es, dass der Geist
zur Ruhe kommt und Energie speichert. Dies geschieht aufgrund der Gebote und Verbote des Hatha Yoga, die die Aufmerksamkeit des Menschen auf das Wesentliche lenken und
seine Bedürfnisse auf ein Minimum beschränken. Zur mittel-
fristigen Wirkung gehören die Beseitigung der Krankheiten, der
Funktionsstörungen der Organe und Drüsen, etwa der Leber,
des Magens, der Haut oder der Lunge, und die Aktivierung
des Nervensystems sowie die Lockerung der Gelenke und der
Muskeln. All dies führt zur Wiederherstellung der Gesundheit.

Gesundheit ist Schönheit. Zur langfristigen Wirkung gehören die Erlösung des Menschen aus den Miseren des Daseins und das Erlebnis der bedingungslosen Glückseligkeit.

Wie bei allen indischen Traditionen gilt auch für den Hatha Yoga das oberste Gebot: Yoga soll man von einer erfahrenen Person, einem Guru, lernen. Der Aspirant lernt, dass Gefräßigkeit, Übermüdung, Redseligkeit, Festhalten an unsinnigen Regeln, Nahrungsaufnahme in der Nacht, Kontakt zu vielen Menschen und Wankelmütigkeit zum Misserfolg führen. Nützlich sind dagegen Eifer, Tapferkeit, Durchhaltevermögen, die Fähigkeit, das Ewige vom Vergänglichen zu unterscheiden, Kenntnisse, Vertrauen und Rückzug aus der Gesellschaft.

Zu den Geboten des klassischen Yoga gesellen sich hier Vergebung, Durchhaltevermögen, Mitleid und Aufrichtigkeit. Darüber hinaus zählen auch Askese, Gottesfurcht, Gottesanbetung (*astikyam* und *ishvara pujanam*), Durchführung von Yajnas, also Feuerritualen (*Hathayoga Pradipika*, I, Vers 17, 18), Zufriedenheit, Wohltätigkeit, Hemmung aufgrund von Anstand und die Teilhabe an philosophischen Diskussionen dazu. Dank dieser Prinzipien beschränkt sich das Denken und Handeln des Menschen auf das Notwendigste. So konserviert man die eigene Energie und vergeudet keine Zeit. Der Hatha Yoga legt großen Wert auf sexuelle Enthaltsamkeit, die als Zurückhaltung der Samen (*bindu*) aufgefasst wird. Unter keinen Umständen darf er dem Mann entrinnen, nicht einmal während der Kopulation. Dieser extreme Ehrgeiz wird durch spezielle Übungen mit Hilfe kooperierender Frauen gefestigt (*Hathayoga Pradipika*, III 82–89).

Bei der Erweiterung von Geboten und Verboten fällt ein Unterschied zu Patanjalis Yogasutras auf. Diese schreiben dem Aspiranten keinen Glauben an Gott oder religiöse Verehrungsrituale vor. Die Erweiterung der Gebote im Hatha Yoga ist ein Beispiel für eine Entwicklung im geistigen Leben Indiens, wo die Religion immer mehr auf den Yoga Einfluss zu nehmen sucht. Hatha Yoga versuchte seinerseits, tantrische Lehren in sich zu integrieren (vgl. *Gheranda Samhita*, III, 33–35). Es ist nicht weiter verwunderlich, dass derselbe Gott Shiva der Verkünder, also der Lehrer, nicht nur der tantrischen Texte, sondern auch der des Hatha Yoga ist!

Die Lebensführung nach dem Hatha Yoga erfordert ganz konkret, dass man mäßig isst, nur mit Ghee, unter Hitze geklärter Butter, gut gekochte süße Speisen, die man vorher Gott geweiht hat, zu sich nimmt und jeweils nur drei Viertel seines Hungers stillt. Man soll Speisen vermeiden, die bitter, sauer, salzig, scharf, gegoren oder fett sind und die Fleisch oder Fisch enthalten. Zu empfehlen sind dagegen Weizen, Reis, Milch, Ghee, Zucker, Butter, Honig, Ingwer, Gemüse, Mungbohnen und sauberes Wasser. Ein Yogi soll kräftigende Nahrung zu sich nehmen, die die Körpersäfte stärkt.

Praktiken: Asanas, Mudras und Pranayama

Die Lehrwerke des Hatha Yoga stellen Körperstellungen, Asanas, Mudras (s. u.) und Atemübungen, Pranayama, ausführlich dar und beschreiben deren Wirkung auf den Körper und den Geist. Die vom Hatha Yoga zu erwartenden Ergebnisse sind dreierlei: 1. Beseitigung der Krankheiten, Stärkung der Körperabwehrkräfte und Verjüngung des Körpers; 2. Überwindung der körperlichen Bedürfnisse wie Hunger und Durst; und 3. der Sieg über den Tod, was so zu verstehen ist, dass der Mensch dank dem Yoga länger lebt.

Es heißt, es gebe insgesamt 84 000 Asanas, so viele wie Lebewesen (Suri 1999: 3). Der *Hathayoga Pradipika* zufolge lehrte Gott Shiva 84 Asanas. Dieses Lehrwerk beschreibt einige wichtige Stellungen und nennt ihre Wirkung auf den Menschen. Der Zweck der Asanas ist die Stärkung der einzelnen Teile des Körpers, zum Beispiel der Nerven, Gelenkigkeit, Reinigung der Energiekanäle, Beseitigung bestimmter Krankheiten und die daraus sich ergebende Gesundheit, geistige Stabilität, sogar der Sieg über den Tod. Die Asanas werden jeweils nach einem Schema dargestellt. Zunächst wird beschrieben, wie eine bestimmte Körperstellung zu erreichen ist und worauf man dabei achten soll. Danach wird erklärt, welche Wirkung dieses Asana erzeugt.

So fördert Matsyasana, der Fisch, die Verdauung, beseitigt

gefährliche Krankheiten und stimuliert die Kundalini-Kraft. Paschimottana-Asana facht das «Feuer im Magen» (*jathara agni*) an, das für eine bekömmliche Aufnahme der Nahrung und den Stoffwechsel zuständig ist. Es reduziert Übergewicht und heilt Männerkrankheiten, indem es das Urogenitalsystem massiert und seine Durchblutung fördert. Mayurasana dagegen beseitigt Magenbeschwerden und Funktionsstörungen von Leber und Lunge, es entgiftet den Körper. Siddhasana gilt als das wichtigste aller Asanas, weil es 72 000 Nerven im Körper reinigt. Die Perfektionierung dieses Asanas über zwölf Jahre, in denen man wenig isst und auf die eigene Seele meditiert, führt zur Nishpatti, einer Art von Trance. Daher macht diese Körperstellung alle anderen Asanas überflüssig (I, 37–45). Die *Hatha-yoga Pradipika* erklärt Padmasana, den Lotus, zum Zerstörer aller Krankheiten und zur besten Sitzhaltung für Pranayama, weil sie die höchste Intelligenz weckt und die Kundalini-Kraft aktiviert, die schließlich zur Erlösung führt. In der klassischen Darstellung sitzt der Buddha im Padmasana.

Eine Erweiterung der Asanas sind die Mudras, meist übersetzt als symbolische Gesten, die gezielt gewisse Kräfte im Körper aktivieren. Trotz ausdrücklicher Verweise auf Tantra (*Shiva Samhita* IV, 17; *Gheranda Samhita* III, 33–35) in den Texten von Hatha Yoga ist ein Unterschied zwischen beiden feststellbar: Mudras sind im Hatha Yoga keine symbolischen Gesten, sondern die Kombination einer Körperstellung, des Drucks auf einen bestimmten Körperbereich und gezielter pranischer Atmung. Nach *Gheranda Samhita* verleihen Mudras Stabilität; nach *Hathayoga Pradipika* erwecken sie jedoch die Kundalini-Kraft und die übersinnlichen Kräfte. In der Khechari Mudra rollt man die Zunge nach hinten und drückt gegen das Gaumenzäpfchen. Nach spezieller Vorbereitung kann man die Zunge so weit nach hinten rollen, dass sie die Luftröhre blockiert. Wenn der Yogi diese Mudra auch nur eine Minute lang übt, so berichtet das Lehrwerk, wird er vor Giftstoffen, Krankheiten, Alter und Tod geschützt. Er wird so attraktiv, dass sich selbst Feen in ihn verlieben. Es gibt insgesamt 25 Mudras.

In der Atmung wird deutlich, wie eng der Körper und der

Geist miteinander verknüpft sind. Ist die Atmung unruhig, so ist auch der Geist unruhig und umgekehrt. Das unmittelbare Ziel des Pranayama ist die Beherrschung des Atems, um den Geist zur Ruhe zu bringen. Der Atem sei unstetig wie das Quecksilber (ein wichtiges Arzneimittel im Ayurveda). Wenn man die beiden zur Ruhe bringen könne, gebe es nichts in der Welt, was man nicht erreichen könnte (*Hathayoga Pradipika* IV, 26). Bei der Atmung ist jedoch nicht nur der Sauerstoff im Spiel. Es ist vielmehr der Prana, eine kosmische Energie, eine Lebenskraft, die den Sauerstoff durchdringt und in verschiedenen Bereichen des Körpers wirksam ist. Der Atmung liegen die Bewegungen des Prana zugrunde. So unterscheidet der Hatha Yoga je nach dem Wirkungsbereich im feinstofflichen Körper fünf Arten von Prana (*Gheranda Samhita* V, 61 u. 62): 1. *Prana* bewegt sich im Brustbereich und ist zuständig für die Funktionen des Herzens und der Lunge. 2. *Apana* ist tätig in der Gegend des Afters, versorgt den Darm, die Nieren, den After und die Geschlechtsorgane mit Energie. 3. *Samana* bewegt sich in der Gegend des Nabels. Er wirkt auf das Verdauungssystem, die Leber und den Magen. 4. *Udana* wirkt im Hals. Er versorgt die Sinnesorgane Nase, Augen, Zunge und Ohren. 5. *Vyana* durchdringt den ganzen Körper und vernetzt die anderen vier Lebenskräfte miteinander.

Die Beherrschung wichtiger Asanas ist eine Voraussetzung für die Übung des Pranayama, der Aktivierung der Lebenskraft. Am besten übt man im Padmasana, im Lotussitz. Mit dem Daumen und dem Ringfinger schließt man die Nase. Man atmet durch das linke Nasenloch ein (*puraka*), hält die Luft an (*kumbhaka*) und atmet durch das rechte Nasenloch aus (*rechaka*). Dann atmet man durch das rechte Nasenloch wieder ein, hält die Luft an und atmet durch das linke Nasenloch aus.

Nach *Hathayoga Pradipika* soll man Pranayama viermal am Tag – morgens, vormittags, abends und nachts – üben und die Zahl der Kumbhakas allmählich auf 80 erhöhen. Hierbei sei so viel Geduld wie bei der Zähmung von Tigern oder Löwen geboten, so das Lehrwerk. Dann wären es schließlich 320 Kumbhakas am Tag. Die Übung wird von bestimmten Körperzuständen begleitet. In der Anfangsphase schwitzt der Körper sehr, in der nächsten wird er zittrig und in der dritten stabil – und in der Atmung herrscht Gleichmaß. Die Folgen sind Leichtigkeit des Körpers und Reinigung der Energiekanäle, Nadis, vor allem der Sushumna-Nadi, was man nach drei Monaten spüren sollte. *Shiva Samhita* (III, 81) verspricht, dass der Aspirant durch Pranayama so schön und konkurrenzlos wie der Liebesgott Manmatha sein wird!

Sechs Reinigungshandlungen

Der Hatha Yoga lehrt sechs Kriyas, Reinigungshandlungen, die den Übenden bei der Ausführung der Asanas sowie der Pranayama unterstützen und verschiedene Organe von Blockaden befreien. Auch diese soll der Aspirant von seinem Guru lernen und gezielt einsetzen. Im Großen und Ganzen sehen sie folgendermaßen aus, auch wenn sie in der jeweiligen Tradition der Gurus variieren können.

Bei Jala Neti (1) wird die Nase mit Wasser gereinigt, damit man ungehindert atmen kann. Man lässt mittels eines dünnen Schlauchs langsam lauwarmes, leicht gesalzenes Wasser durch das Nasenloch fließen. Nach einer Weile fließt das Wasser durch das andere Nasenloch wieder nach außen. Dann wechselt man zum anderen Nasenloch und lässt das Wasser hinein und hinaus fließen.

Bei Sutra Neti (2) führt man eine mit Bienenwachs eingelassene Schnur (*sutra*) durch das Nasenloch in den Rachen. Mit einer Hand hält man das Außenende fest, mit den Fingerspitzen greift man das andere Ende im Rachen und zieht es durch den Mund hinaus. Wenn beide Enden der Schnur fest in beiden Händen sind, zieht man die Schnur hin und her, wie die Zahnseide beim Zähneputzen. Dann wiederholt man dieses Verfahren mit dem anderen Nasenloch.

Diese Übungen für die Nase mit Wasser und Schnur befreien den Atemweg, heilen chronische Nasenbeschwerden wie Sinusitis oder Polypen und machen chirurgische Eingriffe überflüssig.

Bei Gajakarni (3) trinkt man große Mengen von lauwarmem, leicht gesalzenem Wasser – zügig, bis der Magen voll ist – und versucht dann, das ganze Wasser zu erbrechen, bis der Magen leer ist. Diese Übung heilt Magenbeschwerden und Hautkrankheiten.

Auch bei dem Verfahren Dhauti (4) wird der Magen gereinigt. Dafür schluckt man einen 3 Meter langen und drei Zentimeter breiten nassen Stoffstreifen und zieht ihn nach einer Weile wieder heraus. Durch dieses Verfahren werden 20 verschiedene Krankheiten, die mit «Schleim» zusammenhängen, zum Beispiel Husten, Asthma, Vergrößerung der Milz oder Hautkrankheiten wie Lepra, geheilt.

Nauli (5), Massage des Unterleibs, übt man, indem man am Boden auf den angehobenen Fersen hockt und sich mit beiden Händen auf dem Boden abstützt. Dann wird der Bauch zu einem Damm zusammengezogen und mehrmals nach links und rechts bewegt. Nauli wirkt heilsam gegen etliche Magenbeschwerden und führt einen zur Glückseligkeit, wie die «Muttergöttin» (*Hathayoga Pradipika* II, 34). Also ist sie die beste Übung im Hatha Yoga.

Bei Shankhaprakshalana (6), der Reinigung des Darms, werden große Mengen von Wasser getrunken. Durch eine Reihe bestimmter Asanas wird auf das Wasser Druck ausgeübt, bis es durch den After hinausgestoßen wird. Man wiederholt dieses Verfahren, bis das austretende Wasser genauso klar ist wie das eingenommene. Dieses Verfahren stärkt die Verdauungsorgane, die Leber, die Abwehrkräfte und reinigt das Blut. Es vitalisiert den feinstofflichen Körper, beseitigt Blockaden in den Nervenbahnen und reinigt alle Chakren.

Trance und Erlösung

Auch wenn der Aspirant durch den Hatha Yoga Gesundheit, Schönheit, ewige Jugend und sogar die Unsterblichkeit erreichen könnte, bleibt Erlösung das höchste Ziel. Der Samadhi, die Trance, ist der Weg dorthin, aber auch das Ziel.

In Patanjalis klassischem Yoga ist Samadhi ein transzendentaler Bewusstseinszustand in dem Sinne, dass das Bewusstsein die empirische Welt der Prakriti überwindet und dann die letzte

Erkenntnis über sich selbst erlangt. Das ist Erlösung. In dieser Hinsicht hat der Hatha Yoga eine andere Auffassung.

Demnach ist der Mensch erlöst, wenn sich seine Seele mit Gott vereint. Dies geschieht im Samadhi – im Trance-Zustand, dem Ziel aller yogischen Bemühungen. Dieses Verfahren wird bei gleichbleibendem Ziel verschieden beschrieben. Zum einen gelingt es der individuellen Seele, deren Ort das Wurzelchakra ist, wenn sie sich durch das Erwachen der Kundalini-Kraft aufwärts zu Gott im tausendblättrigen Chakra bewegt und sich mit ihm vereint. Die Erlösung wird aber auch ohne Bezug auf die Seele beschrieben: Dann geschieht Erlösung, wenn sich die Kundalini-Kraft, erweckt durch Yoga, durch alle Chakren aufwärts bewegt und sich im tausendblättrigen Chakra mit Shiva vereint. Es heißt aber auch: Wenn die Unterschiede zwischen der individuellen Seele und der absoluten Seele verschwinden und Gleichheit sich herstellt (*Hathayoga Pradipika* IV, 7), dann ist das Samadhi. Und die Definition im Vers 12 besagt: «Wenn die Sushumna-Nervenbahn von Prana durchflossen wird, erlebt das Bewusstsein die Leere, Shunya» – auch das ist Samadhi. Samadhi verdrängt den Tod, lässt Glück und absolute Glückseligkeit erleben.

Samadhi hat dementsprechend unterschiedliche Bezeichnungen, die auch auf die metaphysische Dimension des Hatha Yoga verweisen: *laya*, sich in etwas auflösen, so wie die Seele in Gott; *advaita*, der absolute, nicht-dualistische Zustand, in dem Gott und Mensch wesensidentisch sind; *paramapada*, der absolute Ort; *amanaska*, jenseits des Denkens; *jivanmukti*, Erlösung zu Lebzeiten; *shunya*, die Leere; *ashunya*, die Fülle, und *amaratva*, die Unsterblichkeit. Das Lehrwerk *Hathayoga Pradipika* nennt diesen Zustand auch den königlichen Yoga, Raja Yoga.

Asanas für den Alltag

Das Leben des modernen Menschen ist von seiner Arbeit geprägt, durch die körperliche Blockaden entstehen können. Es ist dann so, als würden die Menschen zu früh altern, denn alt ist nach Hatha Yoga jemand, dessen Wirbelsäule nicht mehr biegsam ist. Die folgenden Yogasanas sollen den negativen Folgen unserer Arbeit entgegenwirken. Die Abbildungen sind dem Lehrbuch *Asana Pranayama Mudra Bandha* von Swami Satyananda Saraswati entnommen.

Yogasanas sollte man nüchtern üben, um innere Verletzungen zu vermeiden. Es ist ratsam, vorher kurz Rad zu fahren oder schnell spazieren zu gehen. Yogalehrer empfehlen, zwischen zwei Asanas eine Ruhepause einzulegen. Am besten übt man am Anfang jedes Asana maximal 30 Sekunden lang, macht eine ebenso lange Pause und beginnt dann mit der nächsten Übung. Wenn irgendein Asana Schmerzen bereitet, sollte man sofort aufhören. Einige Stellungen sind erst nach längerer Übungszeit zu erreichen. Die Wirkung der Asanas beginnt sich ab der zweiten Woche zu zeigen. Mit der Zeit gehört Yoga zum Alltag, wie Zähneputzen oder Duschen. Man möchte ihn dann nicht mehr missen.

Ehe im Folgenden zwölf der wichtigsten Asanas beschrieben werden, sei noch einmal eindringlich darauf hingewiesen, dass gerade Anfänger ausschließlich unter der Anleitung und Beobachtung eines Lehrers üben sollten.

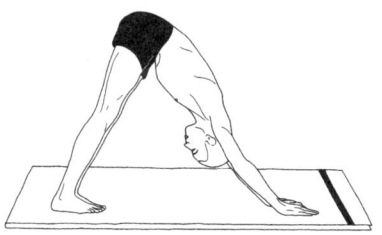

1. «Der Berg», *parvata*.   Hocken Sie sich auf den Boden. Stützen Sie sich mit beiden Händen vorne auf den Boden und strecken Sie das rechte Bein so weit nach hinten wie möglich. Dann strecken Sie das linke Bein so weit nach hinten wie möglich. Heben Sie das Gesäß nach oben. Lassen Sie den Kopf zwischen den Schultern hängen.

Der Berg kräftigt und aktiviert die Nerven und Muskeln in den Armen und Beinen und streckt den Rücken. Diese Übung ist auch eine Vorbereitung auf die anderen Asanas.

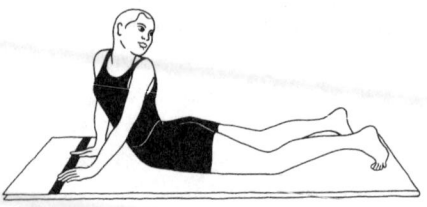

2. «Die Kobra», *sarpasana*. Legen Sie sich flach auf den Bauch, stützen Sie sich mit den Händen gegen den Boden. Dann heben Sie mit der Kraft der Hände den Oberkörper wie beim Liegestütz, indem Sie den Bauch und die Taille zum Boden hin drücken und zum Himmel schauen, während das Körpergewicht hinten auf den Fußballen ruht. Tief einatmen. Ausatmend den Kopf so weit nach links drehen, dass man über die linke Schulter die Ferse sehen kann, und zurück. Dann wieder einatmen und ausatmend den Kopf so weit nach rechts drehen, dass man über die rechte Schulter die Ferse sehen kann. Am Anfang soll man sich dreimal nach links und dreimal nach rechts drehen.

Die Kobra aktiviert und streckt die Wirbelsäule. Hilft gegen Ischias und Bauchfett. Die Kobra spielt eine wichtige Rolle bei der Reinigungsübung Shankhaprakshalana (siehe S. 101)

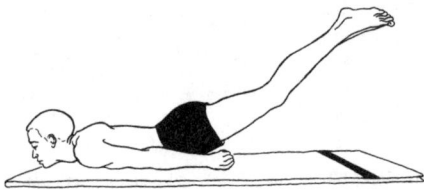

3. «Die Heuschrecke», *shalabhasana*. Legen Sie sich auf den Bauch, legen Sie beide Hände unter den Unterleib und ballen Sie sie zu Fäusten. Atmen Sie ein und heben Sie, sich auf die Fäuste stützend, die gestreckten, geschlossenen Beine hoch in die Luft, so weit Sie können. Bringen Sie die Beine zurück zum Boden. Ruhen Sie sich aus. Wiederholen Sie die Übung drei Mal.

Die Heuschrecke stärkt das Becken. Sie kräftigt die Rücken- und Gesäßmuskeln und beugt Beschwerden vor, die mit der Lendenwirbelsäule zusammenhängen. Kräftigt die Funktion der Geschlechtsorgane.

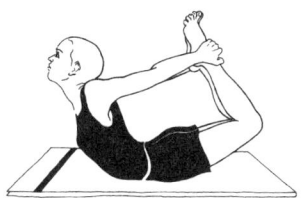

4. «Der Bogen», *dhanurasana*. Legen Sie sich auf den Bauch. Heben Sie die Füße und bringen Sie sie so nah wie möglich zum Gesäß. Fassen Sie die Fußgelenke oder Schienbeine und ziehen Sie sie nach vorne, während Sie Brustkorb, Taille und Oberschenkel vom Boden lösen. Schauen Sie leicht nach oben. Dauer maximal 15 Sekunden.

Der Bogen aktiviert den Verdauungsapparat, die Leber, die Bauchspeicheldrüse, die Nieren werden massiert und das Bauchfett wird verbrannt. Hat heilsame Wirkung auf die Wirbelsäule und die Schultergelenke. Hilft bei Problemen mit der Prostata.

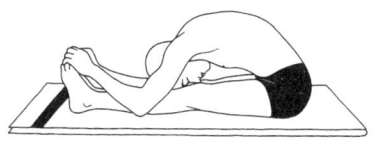

5. Rückenstreckung, *pashchimottanasana*. Mit nach vorne ausgestreckten Beinen sitzt man am Boden und fasst die Zehen, indem man sich ausatmend nach vorne beugt.

Dieses Asana lockert die Hüftgelenke, die Oberschenkel, Gesäßmuskeln, massiert den Bauch, die Leber, die Bauchspeicheldrüse, die Galle und das ganze Urogenitalsystem. Hilft bei Problemen mit der Prostata.

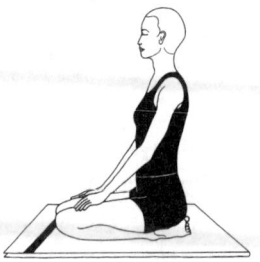

6. «Der Diamantsitz», *vajrasana*.   Sitzen Sie aufrecht auf den Fersen mit den Knien parallel nach vorne und bleiben Sie eine Minute in der Haltung.

Der Diamantsitz aktiviert die Muskeln und Nerven der Beckengegend, die Durchblutung der Genitalien, korrigiert Menstruationsstörungen, kräftigt den Verdauungsapparat und hilft gegen Übersäuerung. Es ist die beste Alternative zum Padmasana für die Meditation.

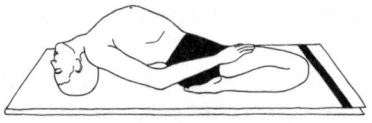

7. «Der Fisch», *matsyasana*.   Sitzen Sie auf den Fersen wie im Diamantsitz und versuchen Sie behutsam, sich auf die Hände und Ellbogen stützend, den Kopf und den Oberkörper nach hinten, Richtung Fersen, zu senken. In der Endphase ruhen Rücken und Hinterkopf auf dem Boden. Dieses Asana ist nur über mehrere Stufen und eine längere Übungszeit zu erreichen, damit Verletzungen der Wirbelsäule vermieden werden. Geduld ist geboten! Am besten übt man zu zweit.

Der Fisch kuriert die meisten Magenbeschwerden, Asthma, Bronchitis, stärkt die Lunge, aktiviert die Schilddrüse und Thymusdrüse, verjüngt und kräftigt den Körper. Dieses Asana spielt

eine wichtige Rolle bei der Reinigungsübung Shankhaprakshalana (siehe S. 101).

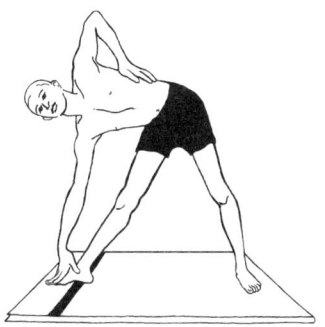

8. «Das Dreieck», *trikonasana.*   Mit den Füßen mehr als schulter-
breit auseinander stehen und den rechten Fuß nach rechts drehen. Dann die Arme auseinander strecken wie in einem Kreuz
und sich ausatmend seitlich zum rechten Fuß beugen, ohne das
rechte Bein zu beugen. In der nur in Stufen zu erreichenden
Endphase können Sie den rechten Fuß mit der rechten Hand berühren. Strecken Sie den linken Arm hoch zum Himmel bzw.
zur Decke. Wieder zurück zur Anfangsstellung und dann alles
mit dem linken Bein und Arm wiederholen.

Das Dreieck kräftigt das Becken und das Kreuz und aktiviert
die Funktionen der Geschlechtsorgane.

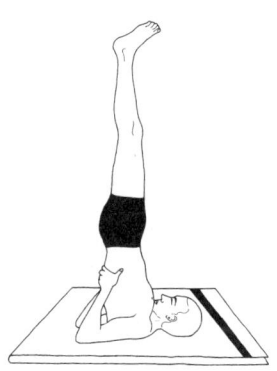

9. «Die Kerze», *sarvangasana*, auch Schulterstand genannt, tut allen Körperteilen gut. Legen Sie sich auf den Rücken. Winkeln Sie die Beine an und ziehen Sie die Knie so nah wie möglich zum Gesicht. Dann heben Sie den Rumpf und die Beine hoch und strecken die Fußspitzen Richtung Himmel, wobei Sie sich auf die Ellbogen stützen und den Rücken mit den Händen stabilisieren. In der Endphase drückt der Brustkorb gegen das Kinn. Das Körpergewicht liegt idealerweise auf den Schultern.

Bei Männern und Frauen fördert die Kerze die gesunde Funktion der Lunge und der Genitalien. So gilt sie als heilsam bei Impotenz und bei Menstruationsbeschwerden.

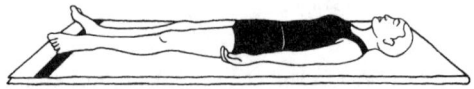

10. «Die Leiche», *shavasana*, dient der Entspannung des Körpers und der Seele. Am Ende des Asana liegt man auf dem Boden mit seitlich ausgestreckten Armen und geschlossenen Augen. Man versucht, dabei an nichts zu denken. Shavasana kann man auch zwischen zwei Asanas als Pause nutzen.

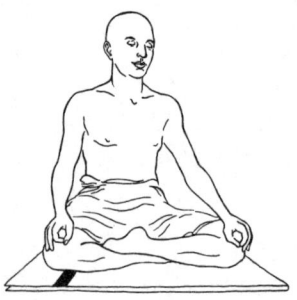

11. «Der perfekte Sitz», *siddhasana*. Sitzen Sie am Boden mit ausgestreckten Beinen. Beugen Sie das rechte Bein und ziehen Sie den rechten Fuß zu sich, bis die Ferse den linken Oberschenkel erreicht und gegen den Damm drückt. Beugen Sie jetzt das linke Bein und legen Sie die linke Ferse über die rechte Ferse.

Bleiben Sie eine Weile in dieser Stellung und wiederholen Sie sie mit dem linken Fuß.

Nach *Hathayoga Pradipika* ist dieses Asana das beste überhaupt. Es leitet die Energie von den unteren Chakren im Körper in die oberen, aktiviert das gesamte Nervensystem und fördert die Konzentration. Am besten geeignet für Meditation.

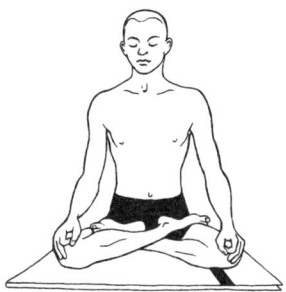

12. «Der Lotussitz», *padmasana*, ist quasi das Wahrzeichen des Yoga. Sitzen Sie am Boden mit ausgestreckten Beinen. Beugen Sie das rechte Bein, ziehen Sie den rechten Fuß zu sich und legen Sie ihn auf den linken Oberschenkel. Jetzt beugen Sie das linke Bein und ziehen den linken Fuß zu sich. Legen Sie ihn über das rechte Schienbein auf den rechten Oberschenkel. Wiederholen Sie das, indem sie den linken Fuß auf den rechten Oberschenkel legen. In der Endphase berühren beide Knie den Boden.

Auch hier ist äußerste Vorsicht geboten. Wenn die Fuß- und Hüftgelenke steif sind, ist es schwierig, dieses Asana zu üben. Zur Vorbereitung muss man also die Gelenke eine Zeit lang durch gezielte Übungen lockern. Der Lotus aktiviert alle Chakren und den Prana, der durch sie fließt. Er ist ein Sitz absoluter Stabilität und macht die Meditation zu einer intensiven Erfahrung. Am besten geeignet auch für Pranayama.

Asanas muss man jeden Tag üben. «Ich mache Yoga» darf man nur behaupten, wenn man jeden Tag wenigstens ein Asana übt!

6. Yoga vom Mittelalter bis heute

Der Yoga im Indien unter islamischer Herrschaft

Wie mächtig Bhakti Yoga und Hatha Yoga im gesellschaftlichen Leben Indiens waren, versteht man, wenn man ihre Wirkung im indischen Mittelalter nach der Ankunft des Islam betrachtet. Dieser wurde von arabischen Königen ab Anfang des 8. Jahrhunderts an den Indus gebracht. Drei Jahrhunderte danach wurde er durch die Siegeszüge zentralasiatischer Eroberer zu einem Faktor in Indiens Politik und Gesellschaft. Hinduistische Tempel wurden zerstört und nicht wiederhergestellt, geschweige denn neue gebaut. Die Islamisierung des Landes verlief nicht friedlich, und sie verlief von Nord nach Süd sowie von West nach Ost. Die herrschende Schicht wurde im Laufe der folgenden Jahrhunderte, überwiegend muslimisch, gegen Zahlung einer Religionssteuer ließ man die Hindus als Schutzbefohlene weitgehend in Ruhe. In einer Zeit, als es von Vorteil war, dem Islam, dem Glauben der Herrscherklasse, anzugehören, erwies sich der Hinduismus mit seinen yogischen Varianten als unverwüstlich. Die Bhakti- und Hatha-Formen des Yoga mit ihrer bescheidenen Lebensführung und ihrer Friedfertigkeit erwiesen sich als sanft, aber robust, sodass Bekehrungen in umgekehrter Richtung auch ohne Gewaltanwendung möglich waren. Zahlreiche Muslime schlossen sich der Bhakti-Bewegung an. Einige von ihnen verfassten sogar religiöse Werke zu Ehren der Hindu-Götter in regionalen Sprachen Indiens.

In dieser Hinsicht war der «Erfolg» des Hatha Yoga größer, was ein einzigartiges Kapitel in der Geschichte sowohl des Hinduismus als auch des Islam in Indien darstellt. Der Hatha Yoga zog nicht nur zahlreiche Muslime an, die zu Mitgliedern yogischer Vereinigungen wurden. Lehrwerke des Hatha Yoga wurden ins Persische und Arabische übersetzt, wodurch seine

Ideen und Begriffe ihren Platz in Sufi-Formen des Islam fanden.

Die Sufis übernahmen Begriffe wie Guru, Pranayama, Asána, Mantra und sogar die Chakren sowie deren Farben, auch wenn sie nicht in denselben Körperteilen verortet wurden wie im Hatha Yoga. Die Zahl der konvertierten Muslime nahm in manchen Orden des Hatha Yoga so zu, dass sie einen eigenen muslimischen Unterorden bildeten.

Schließlich gab es nach der Volkszählung des Jahres 1891 in Indien 214 546 Yogis, von denen 17 Prozent ehemalige Muslime waren. Da Yogis in Wäldern oder Höhlen lebten oder sich oft auf Wanderungen befanden, ist anzunehmen, dass diese Zahl nicht exakt, in Wirklichkeit also höher war (Briggs 1938: 4; Ernst 2005: 38). Die Hälfte dieser Yogis waren Frauen, sowohl unter den Hindus als auch unter den ehemaligen Muslimen.

Widerstandskraft gegen die britischen Kolonialherren

Der Volkszählungsbericht spiegelt unschön die Haltung der neuen britischen Herren. Yogis und andere Wanderarbeiter werden hier von den Briten in einen Topf mit Landstreichern geworfen. Zwischen beiden gebe es nur einen Unterschied, merkt der Autor des Berichts an: Yogis missbräuchten ihren «philosophischen» Ehrentitel, um mit ihrem Talent für Akrobatik und Taschenspielertricks, das in ihren Genen liege, durch das Land zu ziehen. An der gleichen Stelle wird der Indienreisende Marco Polo ironisch erwähnt, der vor einigen Jahrhunderten von diesem Typus von Indern, Yogis, fasziniert war, die ihm zufolge 150 bis 200 Jahre alt wurden.

Europäische Reisende vor und nach Marco Polo waren immer wieder auf Askese und Yoga in Indien aufmerksam geworden und hatten sie bewundernd beschrieben. Griechen der Antike hatten die Yogis, die in abgelegenen Einsiedeleien lebten, mit den Anhängern von Pythagoras verglichen, und der französische Arzt François Bernier hatte in ihnen respektvoll die Ähnlichkeit mit den europäischen Mönchen gesehen. Der muslimische Mogulkaiser Akbar übte Yoga und ließ sich von Yogis der Natha-Linie in die Geheimnisse der Yogatraditionen einweihen. Womit ist die herablassende Ablehnung der Briten gegen Yogis und Yoga zu erklären?

Eine Ursache ist die Arroganz der Kolonialmächte, die von der Überlegenheit der eigenen Rasse überzeugt waren und darin auch eine Rechtfertigung dafür sahen, andere Länder zu erobern und sich deren Völker und Kulturen zu unterwerfen. Zwangsläufig werteten sie auch deren Geistesgut ab. Hinzu kamen die ökonomisch-politischen Gegebenheiten. Europäische Handelsgesellschaften, die sich ursprünglich aus einzelnen «Handeltreibenden» entwickelt hatten, nutzten die lokalen Missstände in Indien aus und wurden zu einer politischen Macht. Der Widerstand im Land gegen die allmächtig gewordene Ostindien-Kompanie wuchs. An der darauf folgenden landesweiten Rebellion waren die verschiedensten Gruppierungen der indischen Gesellschaft beteiligt, auch zahlreiche Yogis, die sich teilweise aufgrund der Verfolgungen durch islamische Fanatiker bewaffnet hatten.

Der indische Aufstand wurde erstickt. 1858 hatten die Briten den letzten muslimischen Großmogul abgesetzt, die Besitzungen der Ostindien-Kompanie in eine Kronkolonie umgewandelt und den Subkontinent weitgehend unter ihre Herrschaft gebracht. Sie sollte bis 1947 andauern.

Schon in der Rebellion hatten Yogis und wandernde Hindu-Mönche, eine wichtige Rolle gespielt. Sie waren geheime Boten und Spione der Aufständischen – also eine Art Freiheitskämpfer. Die sukzessive Entmachtung der einheimischen Fürsten und Könige durch die Briten hatte ihnen ihre traditionellen Schirmherren genommen. Indische Könige, einige muslimischen Glaubens, hatten sie – anders als die Kolonialherren – immer sehr respektvoll behandelt. Die neuen Herrscher entzogen ihnen jegliche Unterstützung, schlimmer noch, sie kriminalisierten sie. Diese Haltung, die auch ihre Intellektuellen in ihren Werken vertraten, erzeugte in den Indern anderseits Misstrauen und Abneigung gegen die Europäer und deren Kultur. Aus diesem Grund gab es Berührungsängste. Die meisten Yogameister waren nicht bereit, ihr Wissen mit den Fremden oder europäisch erzogenen Indern zu teilen. Dennoch sollte sich Yoga mit der Zeit in allen Varianten in der westlichen Hemisphäre verbreiten.

Überspitzt könnte man argumentieren, dass Yoga die Triebfeder des Unabhängigkeitskampfes in Indien war. Aurobindo Ghosh (1872–1950), ein bedeutender Freiheitskämpfer, nahm viele der politischen Aktionen und Strategien Gandhis vorweg, wie dieser inspiriert vom Yoga. Nach langjährigem Engagement in der Politik, das in einer mystischen Erfahrung in einem Gefängnis endete, zog er sich zurück und gab sich ganz dem Yoga hin. Er entwickelte eine eigene Form, die er «Integraler Yoga» nannte. Bal Gangadhar Tilak (1856–1920), lange Jahre der bedeutendste Anführer des antikolonialen Kampfes, ließ sich vom Karma Yoga, vom Yoga des Handelns inspirieren. Er schrieb einen berühmten Kommentar zu diesem Aspekt der *Bhagavad Gita* und prägte die Freiheitsbewegung und deren Ziele, bis Mahatma Gandhi ihn ablöste.

Mahatma Gandhi (1869–1948) verifizierte die Lehrsätze des Yoga in seinem persönlichen Leben (s. Gunturu 1999: S. 57 ff.), um sie dann in seinen politischen Aktionen einzusetzen. Immer wenn er vor unlösbaren Problemen stand, schlug er die *Bhagavad Gita* oder Patanjalis *Yogasutra* auf und fand darin die richtigen Antworten. Die wichtigsten Prinzipien, auf denen seine alle Lebensbereiche umfassende Philosophie beruhte, stammen aus dem Yoga. Es sind die großen Gelübde: Wahrheit, Gewaltlosigkeit, Besitzlosigkeit, Enthaltsamkeit, durch deren Ausübung er übersinnliche Kräfte freisetzen wollte, um mit ihnen seinem Volk zu dienen. Yoga, definiert als Beherrschung des Bewusstseinsapparats, der Gedanken, Chitta Vritti, kommt auch in seinem Buch *Hind Swaraj or Indian Home Rule* zur Sprache; er bedauert, dass er nur schwer seine Gedanken beherrschen könne. «Stellt euch vor, welche Mengen von Kraft freigesetzt würden, mit der ich den Menschen dienen könnte, sollte es mir irgendwann einmal ganz gelingen (meine Gedanken zu beherrschen).» (Iyer 1996: 31)

Zahlreiche Freiheitskämpfer waren Yoga-Anhänger. Dennoch

war der Yoga nicht so verbreitet wie heute. Teilweise lag das an den nicht korrumpierbaren Meistern, die traditionsgetreu die Reichtümer der Welt ablehnten und das yogische Wissen geheim hielten oder nur mit ergebenen Schülern teilten (Lanman 1918: 360). Es gibt zahlreiche Beispiele dafür, wie Yogalehrer mächtigen Kolonialbeamten die Audienz verweigerten oder sie lange warten ließen, weil sie wegen ihnen keinesfalls ihre Meditation unterbrechen wollten.

Einige Yogis waren aber bemüht, die Akzeptanz der Herrscherklasse zu gewinnen, wie manche Berichte vermuten lassen. Um gegen die allgemeine Geringschätzung zu beweisen, wie großartig der Yoga ist, ließen sie sich für mehrere Tage begraben, wie der Yogi Haridas, oder ließen Elefanten auf ihrer Brust stehen, wie es Kodi Ramamurthi tat.

Manche Yoga-Meister verstanden ihre Aufgabe anders. Unterstützt von einigen wenigen Fürsten bemühten sie sich, den Yoga zeitgemäß zu erklären, damit nicht nur viele Inder, sondern auch europäische Sucher, leichten Zugang zu ihm fänden. Diese Meister mussten Yoga nicht neu erfinden. Selbst angesichts der feindseligen Kolonialherrschaft gab es verschiedene Yoga-Traditionen, die sich innerhalb des Hinduismus zu intrareligiösen Strömungen entwickelt hatten, sowie zahlreiche Meister. Einige von ihnen wie etwa Yukteshwara Giri (1855–1936) befürworteten sogar den Kontakt zum Westen.

Weltweite Erfolgsgeschichte

Die Folgen der zweihundert Jahre langen Kolonialherrschaft waren politisch, wirtschaftlich und kulturell verheerend. Das Land war verarmt, es gab immer wieder Hungersnöte mit Millionen von Toten: 1866 1,5 Mio., 1876 5 Mio., 1896 11 Mio. Das waren denkbar ungünstige Umstände für die Wiederbelebung der indischen Kultur, geschweige denn für den Yoga. Umso erstaunlicher ist es, dass gerade diese bittere Armut einen dreißigjährigen Mönch, Swami Vivekananda, dazu veranlasste, 1893 am Weltparlament der Religionen in den USA teilzunehmen. Auf seinen landesweiten Wanderreisen hatte er hautnah die

Not der Bevölkerung kennengelernt und war in seinen Meditationen auf eine Lösung gestoßen. Als er seine Schiffsreise nach Amerika antrat, hatte er eine klare Mission im Sinn: dem Westen die Jahrhunderte alte Spiritualität Indiens zu überbringen. Im Gegenzug würde er vom Westen Geld und Technologie für den Wiederaufbau Indiens erhalten. Seine Ansprache vor dem Parlament der Religionen begeisterte die Zuhörer und die Journalisten so sehr, dass er von heute auf morgen zum bekanntesten Inder in den westlichen Ländern wurde. Das war die Sternstunde für den Hinduismus und den Yoga in der westlichen Welt. Viele Amerikaner und Europäer wurden Vivekanandas Schüler und gründeten im Laufe der Zeit Zentren für indische Spiritualität.

Vivekananda interpretierte das uralte indische Wissen zeitgemäß und lehrte seine Schüler Vedanta, die Spiritualität aus den Upanishaden, und Patanjalis klassischen Yoga, den er Raja Yoga nannte, den königlichen Yoga. Er distanzierte sich öffentlich von Hatha Yoga. In seinen Vorträgen über Raja Yoga erklärte er dennoch die wichtigsten Begriffe des Hatha Yoga mit einer Selbstverständlichkeit, als wären sie ein Teil des Raja Yoga. Vivekananda (1977: 47, 52) beschrieb die Energiekanäle Ida, Pingala und Sushumna, die Chakras, wie die Energie durch sie fließt und wie die Kundalini-Kraft durch Pranayama zu aktivieren ist – alles ausgesprochene Hatha-Yoga-Themen (siehe S. 90 f.)! Im klassischen Yoga finden sie gar keine Erwähnung. Die Vermutung liegt nah, dass Vivekananda sich deswegen vom Hatha Yoga distanzierte, weil er kein Opfer der Verleumdungen werden wollte, die die Briten gegen «akrobatische Yogis» in Umlauf gebracht hatten. Nichtsdestoweniger gelang es ihm, eine Brücke zu den westlichen Gesellschaften zu schlagen, die Menschen dort auf Indien aufmerksam zu machen. Andere Meister wie Paramahamsa Yogananda (1893–1952), Bhaktivedanta Swami (1896–1977) oder Maharishi Mahesh Yogi (1918–2008), der später unter anderem zum Guru der Beatles wurde, folgten ihm nach und popularisierten verschiedene Formen des Yoga in Europa und Amerika.

Zur neuen Generation von Yogameistern gehörte auch Swami

Kuvalayananda (1883–1966), der sich als Student unter dem Einfluss von Bal Gangadhar Tilak und Aurobindo Ghosh (siehe S. 113) wie diese im Freiheitskampf engagierte. Sein eigentlicher Guru war Paramahamsa Madhavdasji (1798–1921), dessen Hauptziel darin bestand, die Menschen durch Hatha Yoga von Krankheiten zu heilen. Auch für Kuvalayananda stand Gesundheit im Vordergrund. Er wollte jedoch die Grundthesen des Yoga durch experimentelle Methoden untersuchen und die physiologischen Auswirkungen von Asanas oder Pranayama, von Körperstellungen und Atemübungen quantifizieren. Für die Mitarbeit in seinem Forschungszentrum Kaivalyadhama in den Gebirgen Westindiens gewann er zahlreiche indische und westliche Wissenschaftler. Durch Gründung mehrerer Yogazentren, Schulen und Krankenhäuser trug er erheblich zur Verbreitung des Yoga in Indien bei.

Auch Shri Yogendra (1897–1989), ein anderer wichtiger Schüler von Paramahamsa Madhavdasji, wollte die therapeutische Anwendbarkeit des Yoga empirisch erforschen und seine Ergebnisse der Allgemeinheit zur Verfügung stellen. Das 1918 von ihm in Bombay gegründete Yoga-Institut gilt als das älteste weltweit. Um Yoga im Westen zu verbreiten, reiste er mehrmals nach Europa und Amerika, setzte sich aber auch mit den neuesten Entwicklungen in den europäischen Wissenschaften auseinander. In seinen Überlegungen über Sexualität vergleicht er zum Beispiel Yoga mit der Psychoanalyse und den Begriff Sublimation mit Nirodha (Beherrschung, Überwindung; siehe S. 74 u. 83), um daraus den Schluss zu ziehen, Chitta Vritti Nirodha sei der Weg des Yoga zur Behebung von psychischen Problemen (Shri Yogendra 1930: 180). Mit Kuvalayananda und Yogendra begann eine Zeit des Austausches zwischen Indien und dem Westen und eines gemeinsamen Lernens im Bereich des Yoga, was sicherlich Vorurteile abbauen half und seine weltweite Verbreitung förderte.

Obwohl die Gesundheit der Menschen auch für den Heiler und Yogameister T. Krishnamacharya (1888–1989) im Mittelpunkt stand, blieb er den Traditionen von Yoga und Ayurveda treu. Mit der Unterstützung des Fürsten von Mysore gelang es ihm, Yoga durch seine Vorträge und praktischen Demonstrationen in verschiedenen Städten Indiens zu popularisieren. Er unterrichtete nicht nur den Fürsten selbst, sondern lehrte auch die Allgemeinheit in einer eigens für diesen Zweck gegründeten Schule in Mysore. Innovativ und einfühlsam entwickelte er eine Art von dynamischem Yoga, worin verschiedene Asanas nacheinander geübt werden und besonders auf die Atmung geachtet wird. Dies nannte er Vinyasa Krama. Er erzog eine ganze Generation von Schülern, die später selbst Lehrmeister wurden und den systematischen Yogaunterricht in vielen Ländern der Erde einführten.

Zu den einflussreichsten seiner Schüler gehörten sein Sohn Deshikachar (1938–2016), der sich Heiler nannte und es durch seine Tätigkeit als Yogalehrer in verschiedenen Ländern des Westens zu internationalem Ruhm brachte, sowie K. Pattabhi Jois (1915–2009), der viele Jahrzehnte lang die Vinyasa Krama-Methode des Meisters erfolgreich anwendete. Bis auf eine Ausnahme verließ er Indien nie; trotzdem wurde er im Ausland bekannt.

Mit mehr als einer Million Schülern weltweit und Yogazentren in fast jedem Land des Westens ist B. K. S. Iyengar (1918–2014), Krishnamacharyas Schwager, der erfolgreichste Yogalehrer überhaupt. Er hat mehr als zweihundert Yoga-Asanas und Pranayama-Methoden systematisiert und war stets ein gesuchter Gesprächspartner von Ärzten. Seine Yogamethode zielt neben dem schnellen Erreichen der perfekten Körperstellung mittels eigens für Yoga entwickelten Utensilien auch auf ästhetische Bewegungen. «Yoga ist eine Kunst», sagte der Meister einst (Mehta 1993: 9).

Einen etwas anderen Ansatz verfolgte der Yogameister Swami Shivananda (1887–1963) mit seinem Motto, den Menschen zu dienen heißt, sie aktiv zu lieben. Seine enttäuschenden Erfahrungen mit der Schulmedizin, die er als Arzt mit armen Arbeitern in Malaysia gemacht hatte, veranlassten ihn, sich intensiv mit Yoga und Vedanta, mit dem uralten Wissen Indiens zu beschäftigen. Um kompetente Yogalehrer sowohl für Indien als auch für den Westen auszubilden, gründete er dann seinen Ashram im Himalaya. Heute gelten Shivanandas Yoga-Vedanta-Zentren weltweit als eine leicht zugängliche und günstige Orientierung für Yogalernende.

Nicht nur diesen Meistern, sondern auch vielen anderen haben wir zu verdanken, dass Yoga heute weltweit geübt wird.

Aber nicht alle Lehrmeister sind so bekannt geworden wie diese. Suri Raghava Dikshitulu (1904–2000) ist ein Beispiel für jene, die mit großem Zeitaufwand und unter schwierigen Bedingungen von großen Meistern Yoga lernten und in ihrem Leben ein einziges Ziel hatten: dieses uralte Wissen ohne Gegenleistung an andere Menschen weiterzugeben. Ihnen Geld für ihren Unterricht anzubieten, war bis vor einigen Jahren der sicherste Weg, ihren Zorn hervorzurufen. Heute hat sich Yoga-Unterricht auch in Indien zu einer Berufssparte entwickelt. Dennoch sind die Yoga-Lehrer bemüht, den ethischen Prinzipien des Yoga treu zu bleiben. Unzähligen solchen Lehrern verdanken wir heute den Weltyogatag, der seit 2015 jedes Jahr am 21. Juni begangen wird.

Epilog: Unterwegs zum Glück

Gandhi glaubte, Indien habe eine spirituelle Botschaft für die Welt. Könnte diese Botschaft im Yoga liegen? Yoga – das hat dieses Buch zu zeigen versucht – hatte und hat auf jeden Fall eine Botschaft: In der Freiheit liegt das Glück des Menschen.

Diese Freiheit ist jedoch keine Selbstverständlichkeit, kein Geschenk des Staates oder der Gesellschaft. Der Mensch ist auch nicht zur Freiheit «verurteilt», wie Sartre lehrte, sie ist keine Last, die er tragen muss, weil er Gott die Existenz abspricht. Achtsame Lebensführung, die die Bedürfnisse des Menschen auf ein Minimum beschränkt, Triebe wie Habgier unter Kontrolle bringt und falsche Identitäten aufhebt, sowie harte Arbeit an sich selbst, am eigenen Körper wie am Bewusstsein, stellen die günstigen Umstände her, unter denen der Mensch die wahre Natur seines Bewusstseins erkennen kann. Sein Glück hängt nicht von dem ab, was er besitzt oder leistet. In der Erkenntnis seiner wahren Natur liegt die Freiheit, und in der Freiheit das Glück des Menschen. Diese Selbsterkenntnis ist letzten Endes Aufgabe und Ziel des Yoga.

Das scheint ein persönliches, ein subjektives Ziel zu sein. Aber die Wirkung der yogischen Lebensführung nach dem Grundprinzip des Verzichts betrifft die Gesellschaft, die Politik und die Wirtschaft. Sie ist das Gegengift zur Habgier, die sich in der Gesellschaft als Rücksichtslosigkeit, in der Politik als Korruption und in der Wirtschaft als Umweltverschmutzung manifestiert.

Yoga ermahnt die Menschen, auf den Überfluss zu verzichten. Dies mindert keinesfalls das Glück im Leben, sondern ganz im Gegenteil – es vertieft es und schenkt ihm Dauer.

Grundwortschatz Yoga

Ahamkara	das Ich im Erkenntnisapparat
Ahimsa	Gewaltlosigkeit
Aparigraha	nichts annehmen und besitzen, Besitz-losigkeit
Asanas	Körperstellungen des Yoga
Asteya	nicht stehlen
Brahmacharya	Enthaltsamkeit
Buddhi	der Weltintellekt
Chitta	ein von Patanjali nicht näher definiertes Wort für den aktiven Aspekt des Bewusstseins; in diesem Buch der Erkenntnisapparat
Chitta vritti	Formen oder Modifikationen des Erkenntnisapparats; einfacher übersetzt als Modifikationen des Bewusstseins; dazu gehören unsere Wahrnehmungen, Gedanken, Erinnerungen, Erkenntnisse, Wünsche, Pläne, Triebe, Täuschungen und sogar der Schlaf
Dharana	Die Aufmerksamkeit in Meditation auf eine Sache richten
Dhyana	Die Aufmerksamkeit in Meditation gilt ausschließlich einer Sache
Gunas	Dynamische Eigenschaften des Urstoffes Prakriti (insgesamt drei Sattva, Rajas und Tamas)
Ishvara	Gott, Guru
Ishvara Krishna (3. Jh.)	Autor von *Samkhya Karika*, grundlegendes, überliefertes Werk über Samkhya
Ishvara Pranidhana	sich Gott oder dem Guru anheimgeben
Jnanendriyas	Sinnesorgane (insgesamt fünf)

Kaivalya	die durch Yoga erlangte Reinheit des Bewusstseins; die Erlösung
Kapila	Begründer der Samkhya-Philosophie, der vermutlich vor dem Buddha gelebt hat
Karmendriyas	Tatorgane (insgesamt fünf: Mund, Hände, Füße, Geschlechtsorgane, Entleerungsorgane)
Manas	der Verstand
Nirodha	Widerstand, Beherrschung, Überwindung
Niyama	Ein Teil des achtgliedrigen Wegs im klassischen Yoga, bestehend aus fünf ethischen Prinzipien: Shaucha, Samtosha, Tapas, Svadhyaya und Ishvara Pranidhana
Om	der mystische Laut; Zeichen von Gott.
Pancha mahabhutas	fünf grobstoffliche Elemente, die wir wahrnehmen
Parinama	Entwicklung, Evolution, Entfaltung des Urstoffs
Parinamavada	Evolutionstheorie der Samkhya-Yoga-Philosophie
Patanjali	Autor von *Yogasutras*, des wichtigsten Werks über Yoga (ca. 2. Jh. v. Chr.)
Prakriti	der Urstoff, aus dem sich die Welt entwickelt; besteht aus drei Gunas
Pranayama	Atemübungen
Pratyahara	Rückzug der Sinnesorgane von den jeweiligen wahrzunehmenden Gegenständen, um sich auf die Inhalte im Bewusstsein zu konzentrieren.
Purusha	das reine Bewusstsein
Rajas	einer der drei Gunas, das Prinzip der Bewegung, Dynamik, Ruhelosigkeit und Trauer in Prakriti
Sadhana	spiritueller Fleiß

Samadhi	Versenkung in Meditation aufgrund höchster Konzentration
Samkhya	Analyse der Wirklichkeit; Name einer atheistischen Schule der indischen Philosophie, die die Wirklichkeit mittels 25 Kategorien erklärt; eng verwandt mit Yoga
Samtosha	Zufriedenheit
Satkaryavada	das Kausalitätsgesetz der Samkhya-Yoga-Philosophie, wonach jede Wirkung potenziell in der Ursache vorhanden ist
Sattva	einer der drei Gunas das Prinzip von Licht, Leichtigkeit, Intelligenz, Wissen und Glück in Prakriti
Satya	Wahrheit
Shaucha	Sauberkeit
Sukshmasharira	der feinstoffliche Körper
Svadhyaya	Selbststudium
Swatmarama	Autor der *Hathayoga Pradipika*, einem wichtigen Werk über den Hatha Yoga (14. Jh.)
Tamas	einer der drei Gunas das Prinzip der Trägheit, Dunkelheit, Unkenntnis und Schläfrigkeit in Prakriti
Tanmatras	feinstoffliche, nicht wahrnehmbare Elemente; Vorstufen zu eigentlichen grobstofflichen Elementen
Tapas	Askese
Vibhuti	Übersinnliche Kräfte
Vritti	Formen oder Modifikationen der Wahrnehmung
Yama	Fünf weitere ethische Prinzipien des achtgliedrigen Wegs Satya, Ahimsa, Asteya, Aparigraha und Brahmacharya
Yoga	den Geist mit Gott verbinden, vereinigen; anjochen; Konzentration, Meditation

Literaturhinweise

Bahadur, Raja Radhakanta Deva: Sabdakalpadruma, Bd. 4, Varanasi 1967

Baines, Jervoise Athelstane (Hg.): A General Report on the Census of India 1891, Dublin 1893

Bangalore, V. Raman: Hindu Predictive Astrology, New Delhi 1993

Basham, A. L.: A Wonder that Was India, New Delhi 1990 (1. Aufl. 1954)

Bäumer, Bettina: Die Wurzeln des Yoga, Bern 1995

Briggs, George W.: Gorakhnath and the Kanphata Yogis, Kalkutta 1938

Dasgupta, Surendranath: A History of Indian Philosophy, Bd. 1, Motilal Banarsidass, Delhi 1988

Deussen, Paul: Die nachvedische Philosophie der Inder, Leipzig 1922

Dhyansky, Yan Y.: The Indus Valley Origin of a Yoga Practice, Artibus Asiae, Bd. 48, No. 1/2 (1987)

Dvivedi, Prasad Nath (Übers. u. Hg.): Kamasutram, Varanasi 1999

Ekkirala, Bharadvaja: Sai Baba, The Master, Ongole 1991

–: The Supreme Master Shri Akkalkot Maharaj, Vidyanagar 1979

Ernst, Carl. W.: Situating Sufism and Yoga, in: Journal of the Royal Asiatic Society, Third Series, Bd. 15, Nr. 1 (Apr., 2005), S. 15–43

Freud, Sigmund: Neue Folge der Vorlesungen zur Einführung in die Psychoanalyse, Frankfurt am Main 1991 (1. Aufl. 1933)

Gambhirananda, Swami: The Apostles of Shri Ramakrishna, Calcutta 1982

Gunturu, Seshendra Sarma: Shodashi. Secrets of the Ramayana, Hyderabad 2016

Gunturu, Vanamali: Mahatma Gandhi. Leben und Werk, München 1999

–: Hinduismus. Die große Religion Indiens, München 2000

Husserl, Edmund: Ideen zu einer reinen Phänomenologie und phänomenologischen Philosophie, Hamburg 1992 (1. Aufl. 1913)

Iyer, Raghavan (Hg.): The Essential Writings of Mahatma Gandhi, Bombay 1996

Jessen, Jens: Schwerpunkt Philosophie: Staunen ist der Anfang, Die Zeit, 20. Januar 2011

Jha, Gangadhar: The Yoga Darshana – Sutras of Patanjali with Bhashya of Vyasa, Bombay 1935

Kenoyer, Jonathan Mark: Ancient Cities of the Indus Valley Civilisation, Oxford 1998

Lanman, Charles Rockwell: Hindu Yoga System, in: Harvard Theological Review, Vol. 11, October 1918

Lemie, Stefan: T. K. V. Desikachar über Heilen, Interview in der Süddeutschen Zeitung, 22. Mai 2005

McIntosh, Jane R.: A Peaceful Realm. The Rise and Fall of the Indus Civilization, New York 2002

Mehta, Sylva, Mira u. Shyam: Yogagymnastik für Entspannung, Energie und Wohlbefinden, München 2003 (1. Aufl. 1991)

Mudiganti, Gopalreddi u. Sujatareddi: Samskrita sahitya charitra, Hyderabad 2002

Naik, Satyanarayana: Prediction-Secrets. Nadi Astrology, Hyderabad 2004

Nikhilananda, Swami: The Upanishads, Bd. 4, New York 1959

O'Connor, D. J.: A Critical History of Western Philosophy, New York 1985

Parpola, Asko: Deciphering the Indus Script, Cambridge 1994

–: The Roots of Hinduism: The Early Aryans and the Indus Civilisation, New York 2015

Prabhavananda, Swami (Übers.): Narada's Way of Divine Love, Madras 1986

Radhakrishnan, Sarvepalli (Hg., Übers.): The Principal Upanishads, New Delhi 1990

–: / Moore, Charles A. (Hg.): A Source Book in Indian Philosophy, London 1957

–: Indian Philosophy, Bd. 1, Bombay 1996 (1. Aufl. 1923)

Rao, Nagaraja: Introduction to Vedanta, Bombay 1990

Roller, Duane W. (Übers.): The Geography of Strabo, Cambridge 2014

Sainathuni, Anasuyamma (Hg.): Purnavadhuta Shri Poondi Swami, Shirdi 2015

Sarvananda, Swami (Übers.): Aitareyopanishad, Chennai 2014

– (Übers.): Kathopanishad, Chennai 1987

–: Prashnopanishad, Chennai 1981

Sastri, Polakam Sri Rama / Sastri, S. R. Krishnamurti (Hg.): Patanjala Yogasutra-Bhashya – Vivaranam of Sankara-Bhagavatpada, Chennai 1952

Satyananda Saraswati, Swami: Asana Pranayama Mudra Bandha, Munger 2008 (1. Aufl. 1969)

Schuhmann, Hans Wolfgang: Der historische Buddha. Leben und Lehre des Gotama, München 1994

Sharma, Har Datt (Hg. und Übers.): Samkhya Karika, Poona 1933

Shri Yogendra: Yoga. Personal Hygiene, Bombay, New York 1930
Singh, Pancham (Übers.): The Hathayoga Pradipika, New Delhi 1980
Stace, W. T.: A Critical History of Greek philosophy, London 1967
Tridandi Shri Bhakti Prajnan Yati (Übers.): Shri Shandilya Bhakti sutras, Chennai 1991
V., Satyanarayana Bapuji: Avadhuta samrat Shri Shri Shri Nampally Baba divyacharitiamu, Hyderabad 2012
Valmiki, Pullela, Shri Ramachandrudu (Übers.): Shrimad Ramayanamu: Balakanda, Hyderabad 1987
Vasu, Rai Bahadur Srisa Chandra (Übers.): The Gheranda Samhita, New Delhi 2014 (1. Aufl. 1914)
– (Übers.): The Siva Samhita, New Delhi 1979 (1. Aufl. 1914)
Virupakshananda, Swami (Übers.): Samkhyakarika of Ishvara Krishna, Chennai 1995
Vivekananda, Swami: The Complete Works of Swami Vivekananda, Bd. 8, Kalkutta 1977
–: Patanjali Yogasutra, o. O., o. J.
–: Raja Yoga, New York 1920
Werner, Karel: Religious Studies, Vol. 13, Issue 3: Yoga and the Rg Veda. An Interpretation of the Keśin Hymn (RV 10, 136), Cambridge 2008
Wiesehöfer, Josef / Brinkhaus, Horst / Bichler, Reinhold (Hg.): Megasthenes und seine Zeit, Wiesbaden 2016
Williams, Richard: Jaina Yoga. A Survey of the Medieval Sravakacaras, London 1963

Bildnachweis

Seite 15: © akg-images/Nimatallah
Seite 103–109: © BSI. Aus: Swami Satyananda Saraswati, Asana Pranayama Mudra Bandha, Yoga Publications Trust, Munger, 4. Auflage 2008, Seite 86, 98, 100, 107, 135, 156, 169, 201, 205, 209, 223, 259

Register

Sterne (*) verweisen auf den Grundwortschatz S. 120–122.
Kursive Seitenzahlen verweisen auf Abbildungen.